「十三五」国家重点图书出版规划项目

中医古籍名家

点评 丛书

总主编◎吴少祯

东垣试效方

金·李　杲◎撰

元·罗天益◎编集

杨金萍◎点评

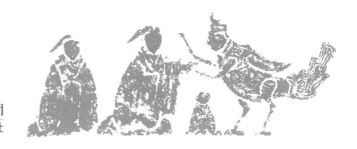

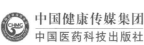

中国健康传媒集团

中国医药科技出版社

图书在版编目（CIP）数据

东垣试效方/（金）李杲撰；（元）罗天益编集；杨金萍点评 . —北京：中国医药科技出版社，2018.1

（中医古籍名家点评丛书）

ISBN 978 - 7 - 5067 - 9845 - 7

Ⅰ.①东⋯ Ⅱ.①李⋯ ②罗⋯ ③杨⋯ Ⅲ.①方书 – 中国 – 金代 Ⅳ.①R289.346

中国版本图书馆 CIP 数据核字（2017）第 311094 号

美术编辑 陈君杞

版式设计 麦和文化

出版 **中国健康传媒集团** | 中国医药科技出版社

地址 北京市海淀区文慧园北路甲 22 号

邮编 100082

电话 发行：010 - 62227427 邮购：010 - 62236938

网址 www. cmstp. com

规格 710 × 1000mm $^1/_{16}$

印张 11 $^1/_4$

字数 132 千字

版次 2018 年 1 月第 1 版

印次 2024 年 6 月第 4 次印刷

印刷 大厂回族自治县彩虹印刷有限公司

经销 全国各地新华书店

书号 ISBN 978 - 7 - 5067 - 9845 - 7

定价 **36.00 元**

获取新书信息、投稿、为图书纠错，请扫码联系我们。

《中医古籍名家点评丛书》
编委会

◉ | 出版者的话

中医药是中国优秀传统文化的重要组成部分之一。中医药古籍中蕴藏着历代名家的思维智慧与实践经验。温故而知新，熟读精研中医古籍是当代中医继承、创新的基石。新中国成立以来，中医界对古籍整理工作十分重视，因此在经典、重点中医古籍的校勘注释，常用、实用中医古籍的遴选、整理等方面，成果斐然。这些工作对帮助读者精选版本，校准文字，读懂原文方面发挥了良好的作用。

习总书记指示，要"切实把中医药这一祖先留给我们的宝贵财富继承好、发展好、利用好"，从而对弘扬中医药学、更进一步继承利用好中医药古籍提出了更高的要求。为此我们策划组织了《中医古籍名家点评丛书》，试图在前人整理工作的基础上，通过名家点评的方式，更进一步凸显中医古代要籍的学术精华，为现代中医药的发展提供借鉴。

本丛书遴选历代名医名著百余种，分批出版。所收医药书多为传世、实用，且在校勘整理方面已比较成熟的中医古籍。其中包括常用经典著作、历代各科名著，以及古今临证、案头常备的中医读物。本丛书致力于将现有相关的最新研究成果集于一体，使之具备版本精良、校勘细致、内容实用、点评精深的特点。

参与点评的学者，多为对所点评古籍研究有素的专家。他们学验俱丰，或精于临床，或文献功底深厚，均熟谙该古籍所涉学术领域的整体状况，又对其书内容精要揣摩日久，多有心得。本丛书的"点评"，并非单一的内容提要、词语注释、串讲阐发，而是抓住书中的主旨精论、蕴含深义、疑惑谬误之处，予以点拨评议，或考证比堪，溯源寻流。由于点评学者各有专擅，因此点评的形式风格也或有不同。但其共同之点是有益于读者掌握、鉴识所论医籍或名家的学术精华，领会临床运用关键点，解疑破惑，举一反三，启迪后人，不断创新。

我们对中医药古籍点评工作还在不断探索之中，本丛书可能会有诸多不足之处，亟盼中医各科专家及广大读者给予批评指正。

中国医药科技出版社

2017年8月

余序

作为毕生研读整理、编纂古今中医临床文献的一员，前不久，我有幸看到张同君编审和全国诸多相关教授专家们合作编撰《中医古籍名家点评丛书》的部分样稿。感到他们在总体设计、精选医籍、订正校注，特别是名家点评等方面卓有建树，并能将这些名著和近现代相关研究成果予以提示说明，使古籍的整理探索深研，呈现了崭新的面貌。我认为特别能让读者在系统、全面传承中，有利于加强对丛书所选名著学验主旨的认识。

在我国优秀、靓丽的文化中，岐黄医学的软实力十分强劲。特别是名著中的学术经验，是体现"医道"最关键的文字表述。

《礼记·中庸》说："道也者，不可须臾离也。"清代徽州名儒程瑶田说："文存则道存，道存则教存。"这部丛书在很大程度上，使医道和医教获得较为集中的"文存"。丛书的多位编集者在精选名著的基础上，着重"点评"，让读者认识到中医药学是我国优秀传统文化中的瑰宝，有利于读者在系统、全面的传承中，予以创新、发展。

清代名医程芝田在《医约》中曾说："百艺之中，惟医最难。"特别是在一万多种古籍中选取精品，有一定难度。但清代造诣精深的名医尤在泾在《医学读书记》中告诫读者说："盖未有不师古而有济于今者，亦未有言之无文而能行之远者。"这套丛书的"师古济今"十分昭著。中国医药科技出版社重视此编的刊行，使读者如获宝璐，今将上述感言以为序。

中国中医科学院

余瀛鳌

2017年8月

目录 | Contents

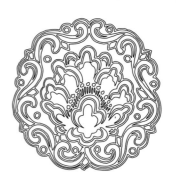

《东垣试效方》，亦名《东垣先生试效方》《东垣效验方》，由罗天益整理其师李东垣的经验、方药及验案汇编而成。全书共9卷，24门。成书于元代至元三年（1266）。本次整理以明刻本为底本。

一、成书背景

李杲，字明之，少小笃敬忠信，聪敏善学，因母病不得良医，自捐金帛受业于张元素，尽得其学，医名颇盛，于临床各科皆有治验，倡脾胃学说，发挥药类法象思想，于风药的运用尤有心得。曾进纳得官，监济源税。时大头瘟流行，自制普济消毒饮，刻于石上，活人甚众。后自出己资传道于罗天益。行年72岁。此书为太医罗天益受东垣师传，将东垣经验之方、立法大意整理编辑而成，共为9卷，不惟将东垣之术业表见于世，而且有益于后世医学。此书与东垣其他书如《医学发明》《脾胃论》《内外伤辨》《药象论》互相发明，与《脾胃论》《兰室秘藏》内容多有重叠之处。因东垣之学受承于张元素，故此书许多内容特别是"药类法象"与张元素的《医学启源》颇多相近之处。

二、主要学术思想

1. 涵盖病证较为全面，理论及治验兼备

本书24门，除卷一"药象门"外，其余23门为病证分门，包括

内、外、妇、儿、五官及杂方门，病种较多，病证复杂。可见东垣对各种病证的治疗都有其经验心得。本书既有理论阐发，又有经验方药，且载病案，较全面地反映了李东垣的理法及治验，为临床参考之宝贵借鉴。

2. 理论阐发深刻，多有创见

东垣对许多病证的论述非常深刻，既引发《内》《难》，又多有独特创见，其中对脏腑生克理论、标本治则、归经引经等理论亦多有阐发，特别是脾胃病的理论、阴火理论，不但在《脾胃论》一书中有论述，且在此书中亦有体现。重视脾胃思想、益气升阳思想也贯穿于本书的始终。

如指出百病之源，皆为饮食劳倦伤及脾胃，脾胃受损，不能运化滋荣，而生诸病，"推其百病之源，皆因饮食劳倦，而胃气、元气散解，不能滋荣百脉，灌溉脏腑，卫护周身之所致也。"劳倦发热之由，亦是饮食劳倦伤及脾胃，致气衰火旺而发热，"夫喜怒不节，起居不时，有所劳倦，皆损其气，气衰则火旺，火旺则乘其脾土；脾主四肢，故困倦无气以动，懒于语言，动作喘乏，表热自汗，心烦不安。"治宜甘温除热，益气升阳。

3. 创制新方，方药理论发挥精深

李东垣创制了许多新方，多为临床经验有效之方，对后世影响较大。除补中益气汤外，还有调中益气汤、朱砂安神丸、交泰丸等，不能一一细述。这些方同时见于《脾胃论》《兰室秘藏》等。对于方药理论，李东垣亦有精到发挥，体现其独特的用药思维。如普济消毒饮为东垣治疗大头瘟流行所创制，治疗颇验，当时刊于石以推广应用，亦为后世治疗大头瘟的名方。金泰和二年四月（1202）此病盛行，时医用承气下法不效，东垣认为"此邪热客于心肺之间，上攻头目而为肿盛"，用此方泻热解毒，并阐明其方义，"用黄芩、黄连味苦寒，泻心肺间热，以为君；橘红苦平，玄参苦寒，生甘草甘寒，泻火补气，以为臣；连翘、黍粘子、薄荷叶苦辛平，板蓝根味苦寒，马勃、

白僵蚕味苦平，散肿消毒，定喘，以为佐；新升麻、柴胡苦平，行少阳、阳明二经不得伸，桔梗味辛温为舟楫，不令下行。"

4. 辨证精准，灵活加减

东垣治病立方，不拘一格，"用药不拘于方者"。辨其脉证，且能随病情及季节加减，"盖病之变无常，君之方与之无穷，所以万举万全也。"常见一方加减颇多，如调中益气汤治"因饥饱劳役，损伤脾胃，元气不足"所致虚劳发热，治当"劳者温之，损者温之"，以黄芪、甘草之甘泻其热为君，以人参甘温补气不足，当归辛温补血不足为臣；以白术、陈皮苦甘温除胃中客热，以养胃气为佐；升麻、柴胡苦平，味之薄者，阴中之阳，因脾胃之气下溜，上气不足，故从阴引阳以补之，又行阳明、少阳二经为使也。同时随证加减，如咳嗽，加五味子；腹中气不转运者，更加陈皮、木香；身体沉重，虽小便数多，加茯苓、苍术、泽泻、黄柏，"是从权而去湿也，不可常用"；如胃气不和，加汤洗姜制半夏；痰厥头疼，加半夏。又随四季用药，如夏月，须加白芍药三分，以补肺气不足；如春、夏腹疼，尤宜加芍药；恶热燥渴而腹疼者，更加白芍药半钱；恶寒腹疼，加中桂二钱，去黄芩，谓之桂枝芍药汤；如冬月腹疼，不可用芍药，以大寒故也，只加干姜二分，或加姜制半夏四分。

5. 病案叙述详略得当，夹论夹议

该书对病案的叙述，体现了东垣宝贵的治疗经验、医治过程及辨治思路，为临床辨治提供了一定启发性借鉴。

6. 阐述药类法象理论

卷一"药象门"论述"药类法象"思想。"药类法象"首见于张元素《医学启源》，张元素首创此理论，仿自然界寒、暑、燥、湿、风，将药物分为"风升生""热浮长""湿化成""燥降收""寒沉藏"五大类。李东垣对风药的运用及发挥，绍述其师张元素而有更深的发挥。风药的运用贯穿了《东垣试效方》的始终，用于内、外、妇、儿、五官各科病证的治疗。风药或作为君药，或作为引经药，或

臣佐药，在临床应用中发挥多方面作用。其功能发表散邪，益气升阳，发散郁热，风胜除湿，疏木达土，升阳内托，消痈散结，疏通脏腑壅滞等，李东垣对风药的运用无所不用其极。

三、学习要点

1. 此书为李东垣弟子罗天益整理而成，非李东垣亲撰之书，故内容与李东垣其他著作如《脾胃论》《兰室秘藏》颇多重复之处，读者阅读时，可同时参见东垣其他著作，罗天益《卫生宝鉴》亦可借鉴。

2. 此书常常理论与病案、方药阐释夹揉在一起论述，便于理解，读者在阅读时，当仔细体会其理法方药，探索东垣辨治思路，以易于临床诊治。

3. 此书对东垣重要的学术思想，如脾胃病理论、阴火理论以及益气升阳思想、法象思想皆有涉及，当认真研读，深切领会。

4. 法象思想来源于张元素，故在研读时，当同时结合《医学启源》，才能将东垣思想前后贯通。

杨金萍

2017 年 8 月

东垣先生试效方序

东垣先生受学于易上老人张元素，真积力久，自得于心。其法大概有四，曰：明经、别脉、识证、处方而已。谓不明经，则无以知天地造化之蕴；不别脉，则无以察病邪之所在，气血之虚实；不识证，则不能必其病之主名以疗之；不处方，则何以克其必效。故先生每治人之疾，先诊其脉，既别脉矣，则必断之曰此某证也，则又历谓其《难》《素》诸经之旨，以明其证之无差，然后执笔处方，以命其药味，君臣佐使之制，加减炮制之宜，或丸或散，俾病者饵之，以取其效，一洗世医胶柱鼓瑟、刻舟觅剑之弊，所以为一代名工者以此也。今太医罗君谦夫，师先生有年，得尽传其平生之学，亦为当世闻人，今将此方厘为九卷，授梓以传，不独使其师之术业表见于世，抑亦惠天下后学之士，俾获安全之利也。其用心之忠厚，诚可嘉尚，故乐为序其端。噫！先生此方，特立法之大纲耳。不知变者，按以治疾，或有不效，则尤之曰此制方之不精也，则误矣。孟子曰：梓匠轮舆能与人规矩，不能使人巧。又曰：大匠不为拙工改废绳墨，羿不为拙射变其彀率。引而不发，跃如也，中道而立，能者从之。吾于此书亦云。先生姓李氏，讳杲，字明之，东垣其自号云。

至元十七年岁次庚辰清明后二日
通议大夫燕南河北道提刑按察使东鲁王博文序

【点评】此序说明李东垣治病四法，要在明经、别脉、识证、处方。点明此书的由来，为太医罗谦父受东垣师传，将东垣经验之方、立法大纲整理编辑而成，共为9卷。不惟将东垣之术业表见于世，而且有益于后世医学。

医之用药，犹将之用兵。兵有法，良将不拘于法；药有方，良医不拘于方。非曰尽废其旧也。昔人因病制方，邪之微甚，人之虚实，莫不详辨而参酌之。然后随其六气所侵，脏腑所受，剂品小大，平毒多寡，适与病等，丝发不舛，故投之无不如意。后人不揣其本而执其方，但曰此方治此病，幸而中者时有之，不幸而误者固多矣。谚云：看方三年，无病不治；医病三年，无方可治。斯言虽鄙，切中世医之病。东垣老人李君明之，可谓用药不拘于方者也。凡求治者，以脉证别之，以语言审之，以《内经》断之，论证设方，其应如响，间有不合者，略增损辄效。盖病之变无常，君之方与之无穷，所以万举万全也。罗谦父受学其门，君尝所以疗病，所制方录之甚悉，月增岁益，浸以成编。凡有闻于君者，又缉而为论，将板行于世，以广君之道。抑予闻李君教人，讲释经书之暇，每令熟读本草，川陆所产，治疗所主，气味之厚薄，补泻之轻重，根茎异用，华叶异宜，一一精究。初不以方示之，意盖有在矣。谦父不私所有，推以及人，善则善矣。李君教人之本意，殆不然也。君所著《医学发明》《脾胃论》《内外伤辨》《药象论》等书，皆平日究心，将以惠天下后世者，必须合数书而观之，庶知君制方之旨，免泥而不通之患。若持此编，谓君之能尽在是，非李君所望于后人也。

至元三年立春后五日邳城砚坚序

【点评】此序首先强调用药犹用兵，良将不拘于法，良医不拘于方，东垣用药不拘于方；又强调要熟读本草。是书乃搜集东垣所用之方及有关医论汇编而成。读者当与东垣其他著作如《医学发明》《脾胃论》《内外伤辨》等参看，以知悉东垣制方之旨，而免于拘泥不通。

东垣老人传

东垣老人李君，讳杲，字明之。其先世居真定，富于金财。大定初，校籍真定、河间，户冠两路。君之幼也，异于群儿；及长，忠信笃敬，慎交游，与人相接无戏言。衢间众人以为欢合处，足迹未尝到，盖天性然也。朋侪颇疾之，密议一席，使妓戏狎，或引其衣，即怒骂，解衣焚之。由乡豪接待国使，府尹闻其妙龄有守也，讽妓强之酒，不得辞，稍饮，遂大吐而出，其自爱如此。受《论语》《孟子》于王内翰从之，受《春秋》于冯内翰叔献。宅有隙地，建书院延待儒士。或不给者，尽周之。泰和中，岁饥，民多流亡，君极力赈救，全活者甚众。

母王氏寝疾，命里中数医拯之。温凉寒热，其说异同，百药备尝，以水济水，竟莫知为何证而毙。君痛悼不知医而失其亲，有愿曰："若遇良医，尝力学以志吾过。"闻易水洁古老人张君元素医名天下，捐金帛诣之。学数年，尽得其法。进纳得官，监济源税。彼中民感时行疫疠，俗呼为大头天行。医工遍阅方书，无与对证者，出己见，妄下之，不效；复下之，比比至死。医不以为过，病家不以为非。君独恻然于心，忘餐废寝，循流讨源，察标求本，制一方与服之，乃效。特寿之，揭于耳目聚集之地，用之者无不效。时以为仙人所传，而鋟之于石碣。

君初不以医为名，人亦不知君之深为医也。辟兵汴梁，遂以医游公卿间，其明效大验，具载别书。壬辰北渡，寓东平，至甲辰还乡里。一日，谓友人周都运德父曰："吾老，欲道传后世，艰其人奈何?"德父曰："廉台罗天益谦父，性行敦朴，尝恨所业未精，有志于学，君欲传道，斯人其可也。"他日，偕往拜之。君一见曰："汝来学觅钱医人乎? 学传道医人乎?"谦父曰："亦传道耳。"遂就学，日用饮食，仰给于君。学三年，嘉其久而不倦也，予之白金二十两，曰："吾知汝活计甚难，恐汝动心，半途而止，可以此给妻子。"谦父力辞不受。君曰："吾大者不惜，何吝乎细? 汝勿复辞。"君所期者可知矣。临终，平日所著书检勘卷帙，以类相从，列于几前，嘱谦父曰："此书付汝，非为李明之、罗谦父，盖为天下后世，慎勿湮没，推而行之。"得年七十有二，实辛亥二月二十五日也。君殁，迄今十有七年，谦父言犹在耳，念之益新。噫嘻! 君之学，知所托矣。

至元丁卯上元日真定路府学教授砚坚述

【点评】此序述及李杲生平、师承、习医过程。李杲字明之，少小笃敬忠信，聪敏善学，因母病不得良医，自捐金帛受业于张元素，尽得其学，医名颇盛。曾进纳得官，监济源税。时大头瘟流行，自制一方，刻于石上，救活甚众。后自出己资传道于罗天益。行年72岁。此序作于李杲殁后17年。

东垣试效方卷第一

药象门

标本阴阳论

天，阳，无，圆，气，上，外，升，生，浮，昼，动，轻，燥，六腑。

地，阴，有，方，血，下，内，降，杀，沉，夜，静，重，湿，五脏。

夫治病者，当知标本。以身论之，则外为标，内为本；阳为标，阴为本。故六腑属阳为标，五脏属阴为本，此脏腑之标本也。又五脏六腑在内为本，各脏腑之经络在外为标，此脏腑经络之标本也。更人身之脏腑、阴阳、气血、经络，各有标本也。以病论之，先受病为本，后传流病为标。凡治病者，必先治其本，后治其标。若先治其标，后治其本，邪气滋甚，其病益畜；若先治其本，后治其标，虽病有十数证，皆去矣。谓如先生轻病，后滋生重病，亦先治轻病，后治重病，如是则邪气乃伏，盖先治本故也。若有中满，无问标本，先治中满，谓其急也。若中满后有大小便不利，亦无问标本，先利大小便，次治中满，谓尤急也。除大小便不利及中满三者之外，皆治其本，不可不慎也。

从前来者为实邪，从后来者为虚邪，此子能令母实，母能令子虚是也。治法云：虚则补其母，实则泻其子。假令肝受心火之邪，是从前来者，为实邪，当泻其子火也。然非直泻其火，十二经中各有金、水、木、火、土，当木之分，泻其火也。故《标本论》云：本而标之，先治其本，后治其标。既肝受火邪，先于肝经五穴中泻荥心，行间穴是也；后治其标者，于心经五穴内泻荥火，少府穴是也。以药论之，入肝经药为之引，用泻心火药为君，是治实邪之病也。假令肝受肾邪，是从后来者，为虚邪，虚则补其母。故《标本论》云：标而本之，先治其标，后治其本。既受水邪，当先于肾经涌泉穴中补木，是先治其标；后于肝经曲泉穴中泻水，是后治其本。此先治其标者，推其至理，亦是先治其本也。以药论之，入肾经药为引，用补肝经药为君是也。

【点评】

1. 标本

①人身

$$\begin{cases} 本——内——阴——五脏 \\ 标——外——阳——六腑 \end{cases}$$

②脏腑经络

$$\begin{cases} 本——五脏六腑 \\ 标——经络 \end{cases}$$

③受病先后

$$\begin{cases} 本——先受病 \\ 标——后受病 \end{cases}$$

2. 标本治法先后

先治其本，后治其标

急则治标——中满、大小便不利

3. 脏腑虚实补泻——虚则补其母，实则泻其子

本而标之，先治其本：心火（本） $\xrightarrow{\text{邪}}$ 肝木（标）

子（心火）能令母（肝木）实，先泻心火后治肝；实则泻其子

标而本之，先治其标：肾水（本） $\xrightarrow{\text{邪}}$ 肝木（标）

母（肾水）能令子（肝木）虚，先补肝木后治肾；虚则补其母

用药法象

天有阴阳，风寒暑湿燥火，三阴三阳上奉之；温凉寒热，四气是也。温热者，天之阳也；凉寒者，天之阴也。此乃天之阴阳也。

地有阴阳，金水木火土，生长化收藏下应之；辛甘淡酸苦咸，五味是也，皆象于地。辛甘淡者，地之阳也；酸苦咸者，地之阴也。此乃地之阴阳也。

味之薄者为阴中之阳，味薄则通，酸苦咸、平是也；气之厚者为阳中之阳，气厚则发热，辛甘、温热是也；气之薄者为阳中之阴，气薄则发泄，辛甘淡、平寒凉是也；味之厚者为阴中之阴，味厚则泄，酸苦咸、寒是也。

轻清成象，味薄者，茶之类。本乎天者亲上；重浊成形，味厚者，大黄之类。本乎地者亲下。气味辛甘发散为阳，酸苦涌泄为阴。清阳发腠理，清之清者也；清阳实四肢，清之浊者也。浊阴归六腑，浊之浊者也；浊阴走五脏，浊之清者也。

【点评】

1. 四气五味皆有阴阳。

四气象天

$\begin{cases} 温热——天之阳 \\ 凉寒——天之阴 \end{cases}$

五味象地

$$\begin{cases} 辛甘淡——地之阳 \\ 酸苦咸——地之阴 \end{cases}$$

2. 气味厚薄

$$\begin{cases} 气厚——阳中之阳——辛甘温热——气厚则发热，如附子 \\ 气薄——阳中之阴——辛甘淡平寒凉——气薄则发泄，如茯苓 \end{cases}$$

$$\begin{cases} 味厚——阴中之阴——酸苦咸寒——味厚则泄，如大黄 \\ 味薄——阴中之阳——酸苦咸平——味薄则通，如茶 \end{cases}$$

五味阴阳

$$\begin{cases} 辛甘发散——阳 \\ 酸苦涌泄——阴 \end{cases}$$

按：此处的用药法象，与张元素《医学启源》中"气味厚薄寒热阴阳升降之图"意思相近。表中所列气味厚薄的药物取自张元素，在这里是为了更好理解。李东垣的法象思想源自张元素，二人乃师徒关系，故理论多有相同相通之处。

药性要旨

苦药平升，微寒平亦升。甘辛药平降，甘寒泻火。苦寒泻湿热，苦甘寒泻血热。

【点评】按张元素、李东垣的药物气味升降理论，药物气味厚薄有一定的升降趋势。但在这里有一个"平"性逆转的中枢轴，即苦味本降，若为平性，则药势上升，微寒为降，遇平则升；甘辛本升，遇平则降。又寒性药皆泻，加以甘、苦等，则泻火、除湿、泻血热有一定偏主。

药象图

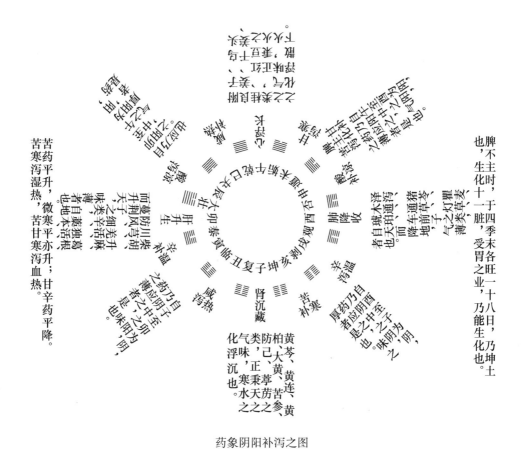

药象阴阳补泻之图

用药升降浮沉补泻法

肝胆：味辛补酸泻；气温补凉泻。肝胆之经，前后寒热不同，逆顺互换，入求责法。

心小肠：味咸补甘泻；气热补寒泻。三焦、命门补泻同。

脾胃：味甘补苦泻；气温凉寒热，补泻各从其宜。逆从互换，入求责法。

肺大肠：_味酸补辛泻；_气凉补温泻。

肾膀胱：_味苦补咸泻；_气寒补热泻。

五脏更相平也，一脏不平，所胜平之，此之谓也。故云：安谷则昌，绝谷则亡。水去则荣散，谷消则卫亡，荣散卫亡，神无所居。又仲景云：水入于经，其血乃成；谷入于胃，脉道乃行。故血不可不养，卫不可不温。血温卫和，荣卫将行，常有天命矣。

【点评】肝"辛补酸泻"，源自《素问·脏气法时论》，曰："肝欲散，急食辛以散之，以辛补之，酸泻之。"《类经》："木不宜郁，故欲以辛散之，顺其性者为补，逆其性者为泻，肝喜散而恶收，故辛为补，酸为泻。"《素问识》："辛，金味也，金克木，乃辛在肝为泻，而云用辛补之何？盖此节，专就五脏之本性而言补泻，不拘五行相克之常理也。下文心之咸亦同。"可见辛补酸泻是顺肝脏之本性而言。他脏皆仿此。

五方之正气味

东方甲风乙木，其气温，其味甘，在人以胆、肝应之。

南方丙热丁火，其气热，其味辛，在人以心、小肠、三焦、包络应之。

中央戊湿，其本气平，其兼气温凉寒热，在人以胃应之；己土，其本味咸，其兼味辛甘酸苦，在人以脾应之。

西方庚燥辛金，其气凉，其味酸，在人以大肠、肺应之。

北方壬寒癸水，其气寒，其味苦，在人以膀胱、肾应之。

人乃万物中一也，独阳不生，独阴不长，须禀两仪之气而生化也。圣人垂世立教，不能浑说，必当分析。以至理而言，则阴阳相附不相离，其实一也。呼则因阳出，吸则随阴入。天以阳生阴长，地以阳杀阴藏。此上说止明补泻用药。君之一也，故曰主病者为君。用药之机会，要明轻清成象，重浊成形；本乎天者亲上，本乎地者亲下，则各从其类也。清中清者，清肺以助其天真；清中浊者，荣华腠理。浊中清者，荣养于神；浊中浊者，坚强骨髓。故《至真要大论》云：五味阴阳之用，辛甘发散为阳，酸苦涌泄为阴，淡味渗泄为阳，咸味涌泄为阴。六者或收或散，或缓或急，或燥或润，或软或坚，各以所利而行之，调其气使之平也。帝曰：非调气而得者，治之奈何？有毒无毒，何先何后？愿闻其道。曰：有毒无毒，所治为主，适大小为制也。云云。君一臣二，制之小也；君一臣三佐五，制之中也；君一臣三佐九，制之大也。

寒者热之，热者寒之，微者逆之，甚者从之，坚者削之，客者除之，劳者温之，结者散之，留者行之，燥者润之，急者缓之，散者收之，损者温之，逸者行之，惊者平之，上之下之，摩之浴之，薄者劫之，开之发之，适事为故。逆者正治，从者反治，从少从多，观其事也。各安其气，必清必静，则病气衰去，归其所宗，此治之本体也。帝曰：反治何谓？岐伯曰：热因寒用，寒因热用，塞因塞用，通因通用。必伏其所主，而先其所因。其始则同，其终则异。可使破积，可使溃坚，可使气和，可使必已。方制君臣，何谓也？曰：主病为君，佐君之谓臣，应臣之谓使。非上中下三品之谓也。帝曰：三品何谓？岐伯曰：以明善恶之殊贯也①。

药象气味主治法度②

猪苓　甘，平。除湿，比诸淡渗药大燥，亡津液，无湿③证勿服。

灯草、通草　甘，平。通阴窍涩不利，利小水，除水肿、癃闭，与

---

①　使溃坚……善恶之殊贯也：此五十九字原作"之今人目盲"，有脱文，据《医方类聚》卷二引《东垣试效方》补正。

②　药象气味主治法度：原脱，据本书目录补。

③　湿：原作"温"，据《卫生宝鉴》卷二十一"药类法象"及文义改。

琥珀同。

滑石 甘，寒，滑。治前阴窍涩不利，性沉重，能泄气，上令下行，故曰滑则利窍，不可同淡渗诸药同用。

葵菜 甘，寒，滑。能利大便、小便，目病人不可服，诸热病后服之令人目盲。

苍术 甘，温。主治与白术同。若除上湿、发汗，功最大；若补中焦、除湿，力小如白术。

白芍药 酸，微寒。补中焦之药，得炙甘草为辅，治腹中疼之圣药也。如夏中热腹疼，少加黄芩，其痛立止。若病人春夏秋三时腹疼，亦少加黄芩。若恶寒腹疼，只少加肉桂一钱、白芍药三钱、炙甘草一钱半，此三味为治寒腹疼，此仲景神品药也。如深秋腹痛，更加桂二钱。如冬月大寒，腹中冷痛，加桂作二钱半，水二盏，煎服。

肉桂 大辛，热。补下焦热火不足，治沉寒之病及自汗，春夏二时为禁药也。

当归 辛甘，温。能和血补血，用尾破血，身和血。先使温水洗去土，酒制过，或焙或晒干，方可用入药，血病须用。

熟地黄 苦，寒。酒洒久蒸如乌金，假酒力则微温大补，血衰之人须用之药，善黑鬓发。大忌食萝卜。

生地黄 苦，寒。凉血补血，补肾水真阴不足。此药大寒，宜斟酌用之，多服恐损人胃气。

川芎 辛，温。补血，治血虚头痛之圣药也。如妊娠妇人胎不动数月，加当归，二味各一钱半或二钱，水煎服之，神验。

橘皮 微苦，温。能益气，加青皮减半，去气滞，能推陈致新。若补脾胃，不去白；若理胸中补肺气，去白用红。

厚朴 辛，温，紫色厚者佳。能除腹胀。若元气虚弱，虽腹胀宜斟酌用之。如寒胀不可用。多是大热药中兼用，结者散之神药。误服脱元气，切禁。

柴胡 微苦，平。除虚劳寒热，解肌热，去早晨潮热，此少阳、厥阴行经本经药也。妇人产前、产后须用之药。善除本经头疼。若本经病，非他药能止也。治心下痞、胸胁疼神药也。

升麻 苦平，微寒。此足阳明胃、足太阴脾行经药也。若补其脾，非此药为引用，行其本经，不能补此二经。并得葱白、香白芷之类，亦能走手阳明、太阴，非此四经不可用也。能解肌肉间热，此手、足阳明经伤风之的药也。

葛根 甘，平。治脾胃虚而渴，除胃热，善解酒毒，通行足阳明经之药。

枳壳 甘，寒。治脾胃痞塞，泄肺气。

槟榔 辛，温。治后重如神。性如铁石之沉重，能坠诸药至于下极。

槐实 微苦，寒。利胸中气，消膈上疾。

半夏 辛苦，热。治寒疾及形寒饮冷伤肺而咳，大和胃气，除胃寒，进食。治太阴经痰厥头疼，非此药不能除也。

天南星 苦，平。治形寒饮冷伤肺，风寒痰嗽。

佛耳草 酸，热。治寒嗽及痰涎，除肺中寒，大升肺气，少用款冬花为之使。过食损目。

草豆蔻 大辛热。治风寒客于胃口，善去脾寒及客寒心疼、胃疼，如神。

益智仁 大辛热。治脾胃中受寒邪，和中益气，治多唾。当于补中药内兼用之，不可多服。

吴茱萸 辛苦，大热。治寒在咽嗌，噎塞，胸膈不利。经言：膈咽不通，食不下，令人口开目瞪，寒邪所隔，气不得上下。此病不已，令人寒中，腹满膜胀。下泄寒气如神，诸药不能代也。

牡丹皮 甘，寒。治肠胃积血及衄血、吐血，必用之药味也。

羌活 苦甘，平，微温。治肢节疼痛为君，通利诸节如神，手、足太阳风药也。加川芎治足太阳、少阴头疼药也。

独活 苦甘，平，微温。足少阴肾经行经药也，若与细辛同用，治少阴经疼如神。一名独摇草，得风不摇，无风自摇动。

防风　辛，温。疗风通用，泻肺实如神。散头目中滞气，除上焦风邪之使药也。误服泻人上焦元气。

藁本　大辛温，气力雄壮。此太阳经风药也，治寒邪结郁于本经，治头疼脑痛，大寒犯脑痛，齿亦痛之药。亦治风通用，气力雄壮也。

细辛　大辛温。治少阴头疼如神，当少用之，独活为使，为主用药也。

蔓荆子　辛，温，太轻清。治太阳经头疼、头昏闷，除目暗，散风邪之药也。若胃气虚之人，不可服，恐生痰疾。

石膏　大寒，甘辛。治足阳明经中热，发热，恶热，燥热，日晡潮热，自汗，小便滑赤，大渴引饮，身体肌肉壮热，苦头痛之药，白虎汤是也。善治本经头疼。若无已上证，勿服。多有脾胃虚劳形体病证，初得之时，与此有余证同，医者不识而误与之，不可胜救也。

香白芷　大辛温。治手阳明经头疼，中风寒热，解利之药也。以四味升麻汤加之，通行手、足阳明经也。

黄柏　大苦寒，又辛寒。治肾水膀胱不足，诸痿厥脚膝无力。于黄芪汤中少加用之，使两足膝中气力如涌出，痿即去矣。蜜炒为细末，治口疮如神。瘫痪必用之药也。

知母　大辛寒，又苦寒。泻足阳明经火热圣药也，大寒，益肾水膀胱，主用之如神。

桃仁　辛甘润。治大便血结、血秘、血燥，通润大便。七宣丸中用，专治血结，破血。

郁李仁　甘润。治大便气结燥，涩滞不通。七圣丸中用，专治气燥。

大麻子仁　辛甘润。治风燥，大便不通。

皂角子仁　辛燥润。其性得湿则滑，亦治风在肠中，为燥结不通。

杏仁　甘润、辛润。除肺中燥，治气燥在胸膈。

白豆蔻仁　大辛温。荡散肺中滞气。

缩砂仁　辛，温。治脾胃气结滞不散。

木香　辛苦，温。除肺中滞气。若疗中、下焦气结滞，须用槟榔为使。

麦门冬 _{微苦寒}。治肺中伏火，肺①气欲绝，加五味子、人参，三味同煎服，为之生脉散，补肺②中元气不足，须用之药。

黑附子 _{大辛热}。其性走而不守，亦能除胃中寒甚。以白术为佐，谓之术附汤，除寒湿之圣药也。温药中少加之，通行诸经引用药也。治经闭。

川乌 _{大辛热}。疗风痹、血痹、寒痹，半身不遂，行经药也。

玄参 _{微苦寒}。足少阴肾经之君药也，治本经须用。

山栀子 _{微苦寒}。治心烦懊憹，欲眠而不得眠，心神颠倒欲绝，血滞，小便不利。

威灵仙 _{苦，温}。主诸风湿冷，宣通五脏内癖滞，腰膝冷痛。

天麻 _{甘，平}。治风痰眩运头痛。

薄荷叶 _{辛苦}。疗贼风、伤寒，发汗，主清利头目，破血利关节，治中风失音，小儿风痰。新病差人不可服之，令虚汗不止。

秦艽 _{苦辛，微温}。疗风湿痹、寒热邪气，下利小水，治五种黄病，解酒毒。

黍粘子 _{辛平}。主明目，补中除风，出痈疽疮头，治咽膈不利。

桔梗 _{辛苦，微温}。治咽喉痛，利肺气。

麻黄 _{苦，微温}。若去节，发太阳、少阴汗；不去节，止太阳、少阳经汗。

荆芥穗 _{辛，温}。清利头目。

干姜 _{大辛热}。治沉寒痼冷，肾中无阳，脉气欲绝，黑附子为使，多用水同煎二物，姜附汤是也。亦治中焦有寒。

蜀椒 _{辛，温，大热}。主咳逆上气，散风邪，温中，明目，下乳汁。

茴香 _{辛，平}。主诸瘘，霍乱，治脚气，补命门不足，并肾劳疝气，止膀胱及阴痛，开胃下食，助阳道，理小肠气。

---

① 肺：《医学启源》卷下、《卫生宝鉴》卷二十一"药类法象"作"脉"。
② 肺：原脱，据《医学启源》卷下、《卫生宝鉴》卷二十一"药类法象"补。

丁香　辛，温。温脾胃，止霍乱，消疰癖、气胀、反胃、腹内冷痛。

红花　辛，温。主产后血运口噤，腹内恶血。

藿香　甘，微温。助脾胃，治呕吐，疗风水毒肿，去恶气霍乱心痛。

干生姜　辛，大温。主伤寒头痛，鼻塞上气，止呕吐，治痰嗽，与生者并相同。与半夏等分，主治心下急痛。

良姜　辛，大热。主暴冷，胃中冷逆，霍乱腹痛。解酒毒。

玄胡索　辛，温。主破血，止少腹痛，产后诸疾，妇人月事不调。

青皮　辛，温。主胸膈气滞，下食破积。

蓬莪茂　苦辛，温。除积聚。

当归梢　甘辛，温。主癥癖，破恶血，妇人产后恶物上冲，去诸疮疡，疗金疮恶血，温中润燥止痛。

阿胶　甘，平，微温。主心腹痛①，内崩，补虚安胎，坚筋骨，和血脉，益气止痢。

阿黎勒　苦，温。主心腹胀满，不下饮食，消痰下气，通利津液，破胸结气，治久痢，疗肠风泻血。

生甘草　甘，微寒。补脾胃不足，能大泻心火，须用之。

乌梅　酸，温。主下气，除热烦满，安心调中，治痢止渴，以盐为白梅，亦入除痰药中用。

桑白皮　甘，寒。主伤中，五劳六极，羸瘦，补虚益气。

枳实　苦，微寒。除寒热，破结实，消痰癖，治心下痞，逆气胁痛。

犀角　苦酸，微寒。主伤寒温病头痛，解大热，散风毒，安心神，止烦闷，镇肝，消痰，明目。治中风失音，小儿麸豆，风热惊痫。

京三棱　苦，平。主老癖癥瘕块，妇人血脉不调，心腹刺痛，破瘀血，消气胀。

木通　甘，平。主小便不利，导小肠中热。

---

① 痛：原脱，据《医学启源》卷下、《卫生宝鉴》卷二十一"药类法象"补。

茵陈蒿 _{苦，平，微寒。}治风湿热邪结于内。

地榆 _{苦甘酸，微寒。}治月经不止，小儿疳痢，疗诸疮，止脓血。《衍义》云：性沉寒，入下焦，治血热痢疾。

香豉 _{苦，寒。}主伤寒头痛、寒热，脾气烦躁满闷。

连翘 _{苦，寒。}治寒热，鼠瘘瘰疬，痈疽肿燋，恶疮瘤，结热虫毒，去白虫，主通利五淋，除心脏客热，排脓止痛。

地骨皮 _{苦，寒，根大寒，子微寒。}治表有风实热邪，自汗。

牡蛎 _{酸平，微寒。}主伤寒寒热，温疟，女子带下赤白，止汗，心痛气结，涩①大小肠，治心胁痞。

【点评】此段罗列药物的性味功效主治，实为"药类法象"的部分内容。"药类法象"理论源自张元素，李东垣进一步发挥。"药类法象"是法象自然界风、暑、燥、湿、寒，将药分为"风升生""热浮长""湿化成""燥降收""寒沉藏"五大类，如"风升生"类药有柴胡、升麻，"热浮长"类药有附子、川乌等，"湿化成"类药有苍白术、甘草，"燥降收"类药有茯苓、猪苓、灯草等，"寒沉藏"类药有黄柏、生石膏等。此处未将药物分类，显得有些混乱，当参看张元素《医学启源·药类法象》。

七方 _{大小缓急奇偶复}

大，君一臣三佐九，制之大也。又云：远而奇偶，制大其服②也。大则数少，少则二之。_{肾肝位远，服汤散，不厌频而多。}

小，君一臣二，制之小也。又云：近而奇偶，制小其服③也。小则数多，多则久之。_{肺位近，服汤散，不厌频而多。}

---

① 涩：原脱，据《卫生宝鉴》卷二十一"药类法象"补。
② 制大其服：原作"制其大服"，据《素问·至真要大论》改。
③ 制小其服：原作"其制小服"，据《素问·至真要大论》改。

缓，补上治上，制以缓，缓则气味薄。又云：治主以缓，缓则治其本。

急，补下治下，制以急，急则气味厚。又云：治客以急，急则治其标。

奇，君一臣二，奇之制也。又云：君二臣三，奇之制也，阳数奇。

偶，君二臣四，偶之制也。又云：君二臣六，偶之制也，阴数偶。

复，奇之不去则偶之，是为重方也。

七方乃互为体用。

【点评】此段论述来自《素问·至真要大论》而有所发挥。七方实指方剂配伍中的七种情况。大指大方，药味数多；小指小方，药味数少。但"远而奇偶"的"大服"是指剂量大而药味少，即病位远要用味少量大，使气味专而能远达；"近而奇偶"中的"小服"是指剂量小而药味多，即病位近的要味多量小，使力薄不能远达。远、近是指病位，《至真要大论》中还有"中道"的说法，中道是指脾胃，远是指肝肾，近是指心肺。王冰："远近谓腑脏之位也。心肺为近，肾肝为远，脾胃居中。"奇偶原指单复数。

十剂 宣通补泄轻重滑涩燥湿

宣，可以去壅，姜、橘之属是也。通，可以去滞，木通、防己之属是也。补，可以去弱，人参、羊肉之属是也。泄，可以去闭，葶苈、大黄之属是也。轻，可以去实，麻黄、葛根之属是也。重，可以去怯，磁石、铁浆之属是也。滑，可以去着，冬葵子、榆白皮之属是也。涩，可以去脱，牡蛎、龙骨之属是也。燥，可以去湿，桑白皮、赤小豆之属是也。湿，可以去枯，白石英、紫石英之属是也。

只如此体，皆有所属，所用药者，审而详之，则靡所失矣。陶隐居云：药有宣、通、补、泄、轻、重、滑、涩、燥、湿，此十种，今详之，惟寒、热二种何独见遗，如：寒，可以去热，大黄、朴硝之属是也。热，可以去寒，附子、官桂之属是也。今特补此二种，以尽厥旨。

【点评】"十剂"来自徐之才的《药对》，这里又补充寒、热二种。

察病轻重

凡欲疗病，先察其源，先候病机。五脏未虚，六腑未竭，血脉未乱，精神未散，服药必活；若病已成，可得半愈；病势已过，命将难全。自非明医，听声察色，至于真脉，孰能知未病之病乎！

【点评】此段说明诊治疾病，要先察明其病源病机。同时，强调未病先防，在脏腑气血尚未虚损、病势未成的情况下，早期救治；若病势已成，可得半愈；病势已过，难以治疗。此段论述来自于《神农本草经·序录》并有所发挥。

饮食劳倦门

饮食所伤论

《阴阳应象论》云：水谷之寒热，感则害人六腑。《痹论》云：阴气者，静则神藏，躁则消亡。饮食自倍，肠胃乃伤。此乃混言之也。分之为二，饮也、食也。饮者水也，无形之气也。因而大饮则气逆，形寒饮冷则伤肺，病则为喘咳、为肿满、为水泻。轻则当发汗、利小便，使上下分消其湿，解酲汤、五苓散，生姜、半夏、枳实、白术之类是也；如重而蓄积为满者，芫花、大戟、甘遂、牵牛之属利下之，此其治也。食者物也，有形之血也。如《生气通天论》云：因而饱食，筋脉横解，肠澼为痔。又云：食伤太阴、厥阴，寸口大于人迎两倍三倍者，或呕吐，或痞满，或下痢肠澼，当分寒热轻重而治之。轻则内消，重则除下。如伤寒物者，半夏、神曲、干姜、三棱、广术、巴豆之类主之；如伤热物者，枳实、白术、青皮、陈皮、麦蘗、黄连、大黄之类主之。亦有宜吐者，《阴阳应象论》云在上者因而越之，瓜蒂散之属主之。然而不可过剂，过剂则反伤肠胃。盖先因饮食自伤，又加之以药过，故肠胃复伤，而气不能化，食愈难消矣，渐至羸困。故《五常政大论》云：大毒治病，十去其六；小毒治病，十去其七。凡毒治病不可过之，此圣人之深戒也。

【点评】论饮食所伤，又有饮伤及食伤的不同。

饮伤

> 轻——发汗、利小便——上下分消——解酲汤、五苓散，
> 药用生姜、半夏、枳实、白术
> 重——利下——芫花、大戟、甘遂、牵牛

食伤

> 轻——内消
> 重——除下

> 伤寒物——半夏、神曲、干姜、三棱、广术、巴豆
> 伤热物——枳实、白术、青皮、陈皮、麦蘗、黄连、大黄

病势在上——吐之——瓜蒂散

饮食所伤，治疗不可过剂，过剂更伤脾胃，食难消化，反至羸困。

劳倦所伤论

《调经篇》云：阴虚生内热。岐伯曰：有所劳倦，形气衰少，谷气不盛，上焦不行，下脘不通，而胃气热，热气熏胸中，故内热。《举痛论》云：劳则气耗。劳则喘且汗出，内外皆越，故气耗矣。夫喜怒不节，起居不时，有所劳伤，皆损其气，气衰则火旺，火旺则乘其脾土。脾主四肢，故困倦无气以动，懒于语言，动作喘乏，表热自汗，心烦不安。当病之时，宜安心静坐，以养其气；以甘寒泻其热火，以酸味收其散气，以甘温补其中气。《经》言劳者温之、损者温之者是也。《金匮要略》云：平人脉大为劳，脉极虚亦为劳矣。夫劳之为病，其脉浮大，手足烦热，春夏剧，秋冬差。_{脉大者，热邪也；极虚者，气损也。春夏剧者，时助邪也；秋冬差者，时胜邪也。}以黄芪建中汤治之，此亦温之之意也。夫上古圣人，饮食有节，起居有常，不妄作劳，形与神俱，百岁乃去，此谓治未病也。今时之人，去圣人久远则不然，饮食失节，起居失宜，妄作劳役，形气俱伤，故病而后药之，是治其已病也。推其百病之源，皆因饮食劳倦，而胃气元气散解，不能滋荣百脉，灌溉脏腑，卫护周身之所致也。故苍天之气贵清静，阳气恶烦劳。噫！饮食喜怒之间，寒暑起居之际，可不慎欤？

调中益气汤　治因饥饱劳役，损伤脾胃，元气不足。其脉弦或洪缓而沉，按之无力，中之下时得一涩。其证身体沉重，四肢倦懒，百节烦疼，胸满短气，膈咽不通，心烦不安，耳鸣耳聋，目有瘀肉，热壅如火，视物昏花，口中沃沫，饮食失味，怠惰嗜卧，忽肥忽瘦，溺色变，或清利而数，或上饮下便，或夏月飧泄，腹中虚痛，不思饮食。

黄芪_{一钱}　人参_{去芦，半钱}　炙甘草_{半钱}　陈皮_{二分}　五味子_{七个}　芍药_{三分}　白术_{三分}　当归_{五分}　升麻_{二分}　柴胡_{二分}

《内经》云劳则气耗，热则伤气，以黄芪、甘草之甘，泻其热邪为主，以白芍药、五味子之酸，能收耗散之气；又《经》云劳者温之，损者温之，以人参甘温补气不足，当归辛温补血不足，为臣；以白术、陈皮苦甘温，除胃中客热，以养胃气，为佐；升麻、柴胡苦平，味之薄者，阴中之阳，为脾胃之气下溜，上气不足，故从阴引阳以补之，又行阳明、少阳二经，为使也。

上件㕮咀，作一服，水二盏，煎至一盏，去滓，温，食前服。所谓病在四肢血脉，空腹而在旦者也。

如时显躁热，是下元阴火蒸蒸然发也，加生地黄二分。如无变证勿加，下皆仿此。如大便虚坐不得，或大便了而不了，腹中当逼迫，皆血虚、血涩也。如咳嗽，加五味子一十粒；腹中气不转运者，更加陈皮三分、木香二分；身体沉重，虽小便数多，加茯苓二钱、苍术一钱、泽泻半钱、黄柏三分，是从权而去湿也，不可常用。兼足太阴已病，其脉亦终于心中，故湿热相合而生烦乱也。如胃气不和，加汤洗姜制半夏五分。痰厥头疼，非半夏不能除，亦宜加之。此足太阴脾经之邪所作也。如夏月，须加白芍药三分，以补肺气不足。如春、夏腹疼，尤宜加芍药；恶热燥渴而腹疼者，更加白芍药半钱；恶寒腹疼，加中桂二钱，全去黄芩，谓之桂枝芍药汤。如冬月腹疼，不可用芍药，以大寒故也，只加干姜二分，或加半夏四分，姜制。如秋、冬胃脉四道为冲脉所逆，并胁下少阳脉二道而反上行，病名曰厥逆，其证气上行而喘促，息有音而不得卧，用吴茱萸半钱或一钱，汤洗去苦，观厥气多少而用之。此病随四时为寒温凉热。

如夏月有此证，为大热也，宜以下三味为丸治之：

黄连酒拌湿，焙干　黄柏酒制　知母酒制

上件为细末，熟水为丸如梧子大。每服一百丸，空心，多饮热汤送下，不令胃中停蓄，恐犯胃气。服毕少时，便以美膳压之，使速至下元，以泻冲脉之邪也。

大体治饮食劳倦所得之病，乃七损证也，宜以温平甘多辛少之药治之。《内经》云劳者温之，损者温之，是其常治也。如四时见寒热病，或酒过多，或食辛热之物而作病，或居大寒大热处而益其病，或食冰水大寒物而作病，皆当临时制宜，加大寒、大热之药，以权治之，不可以为得效而常用之。盖为形气不足，随其助而便发也。故《黄帝针经》有云：从下上者，引而去之；上气不足，推而扬之。上气者，心肺也，上焦元气也。阳病在阴，宜从阴引阳也。故以入肾肝下焦之药，引入甘多辛少之味，升发阳气而得上行，以补心肺上焦元气，使饮食入胃，脾精之气自然上行阳道，输精于皮毛、经络。欲使真气上行，先实其心肺，又从而去邪于腠理、皮毛。故《经》云视前痛者，常先取之，以缪刺泻营气之壅。其经络而痛者，为血凝而不流，故先去之，而后治其他病也。

宽中进食丸

草豆蔻仁五钱　缩砂仁一钱半　半夏曲七钱　麦蘖曲炒黄，一两　枳实四钱，麸炒　神曲炒黄，五钱　炙甘草一钱半　干生姜一钱　陈皮三钱　木香半钱　白术二钱　白茯苓二钱　猪苓去黑皮，一钱　泽泻二钱　人参一钱　青皮一钱

上件为末，汤浸蒸饼为丸如梧桐子大。每服三十丸，温水送下，食前。

和中丸　补胃进食。

干姜二钱　干生木瓜三钱　炙甘草二钱　陈皮四钱　人参二钱　白术三钱　益智仁二钱

上件为末，用汤浸炊饼，丸如梧桐子大。每服三五十丸，温水食前下。

【点评】本篇强调劳倦所伤，其病乃因饮食失节，起居失宜，妄作劳役，形气俱伤。劳倦所伤的结果，一耗伤其气致气虚，一致胃热，或气衰火旺，阴火下流而致虚热。治疗以甘寒泻其火热，以酸味收其散气，以甘温补其中气。平居要静坐安养，不妄作劳以伤耗元气。李东垣气虚生热理论以及甘温除热之法，对后

世影响极大。

三个代表方体现了东垣的治疗思想，甘温益气除热乃是治疗大法。三方共同之处，皆以调理脾胃入手，通过运脾健脾，使脾胃发挥正常的运化功能，化生气血以滋养四肢百骸，则虚劳之病本可除。随四季加减用药体现了李东垣灵活辨证的思想。

调中益气汤中用升麻、柴胡升举脾胃清阳，也是李东垣治疗思想的一个亮点。升麻、柴胡在"药类法象"中属于"风升生"药，为味之薄者，气味清轻，能升举清阳，从阴引阳。风药的运用对后世有较大的影响。

论酒客病 并治法

论酒大热有毒，气味俱阳，乃无形之物也。若伤之，则止当发散，汗出即愈矣，此最妙法也。其次莫如利小便。二者乃上下分消其湿，何酒病之有？今之酒病者，往往服酒癥丸，大热之药下之，又有牵牛、大黄下之，是无形元气受病，反下有形阴血，乖误甚矣。酒性大热，已伤元气，而复重泻之，况亦损肾水真阴，及有形阴血俱为不足。如此则阴血愈虚，真水愈弱，阳毒之热大旺，反增其阴火，是谓元气消亡，七神何依？折人长命。虽不然，则虚损之病成矣。《金匮要略》云：酒疸下之，久久为黑疸。慎不可犯此。诚不若令上下分消其湿，当以葛花解酲汤主之。

葛花解酲汤

白豆蔻半两　砂仁半两　干生姜二钱　葛花半两　白茯苓一钱半　木香半钱　陈皮去白，一钱半　青皮去穣，三钱　猪苓去黑皮，一钱半　人参去芦，一钱半　白术二钱　泽泻二钱　神曲炒黄，二钱

上为极细末，秤，和匀，每服二钱匕，白汤调下，但得微汗，酒病去矣。此盖不得已而用，岂可恃赖，日月饮酒。此方气味辛辣，偶因酒病服之，则不能损元气，何者？敌酒病故也。勿频服之，损人天年。

半夏枳术丸　治伤冷物，心腹痞满，呕哕不止。

半夏一两，汤洗七次　枳实麸炒，一两　干生姜一两　白术二两

上件为末，荷叶烧饭为丸如梧桐子大。每服五十丸，温水下，食后。

木香枳术丸　破寒滞气，消寒饮食，开胃进食。

木香一两半　枳实一两　白术二两　干姜三钱　陈皮一两　炒曲一钱
人参三钱

上为末，荷叶烧饭为丸如梧子大。每服五十丸，温水送下，食前。

三棱消积丸　治伤生冷硬物，不能消化，心腹满闷不快。

京三棱炮　广茂炮，各七钱　青皮五钱　陈皮五钱　丁皮　益智各三钱
炒曲七钱　巴豆和皮米炒黑焦，去米，三钱

上件为末，醋糊丸。每服十五至二十丸，温姜汤食前下，量虚实加减。如大便利，止后服。《内外伤辨》用茴香五钱。

橘皮枳术丸　治老幼元气虚弱，饮食不消，脏腑不调，心下痞满不快。

陈皮二两　枳实麸炒，一两　白术一两

上件为末，荷叶烧饭为丸。每服五十丸，食后温水下。

木香槟榔丸　消食破滞气。

木香　槟榔各三钱　青皮　陈皮各五钱　麦蘖面　枳实各七钱　白术
五钱　厚朴五钱

上件为末，汤浸蒸饼为丸如梧子大。每服五七十丸，温水食后下。

枳实导滞丸　治伤湿热之物，不得施化，而作痞满，闷乱不安。

枳实炒，去穰，五钱　黄芩　黄连去须，各五钱　茯苓去皮　泽泻各二钱
白术　炒曲各五钱　大黄一两

上件为末，汤浸炊饼为丸如梧子大。每服五十丸至七八十丸，食远，温水送下，量虚实加减，更衣止后服。

若有宿食而烦者，仲景以栀子大黄汤主之。气口三盛，则食伤太

阴，填塞闷乱，极则心胃大疼，兀兀欲吐，得吐则已，俗呼食迷风是也。经云：上部有脉，下部无脉，其人当吐，不吐者死。宜瓜蒂散之类吐之。《经》云：高者因而越之。此之谓也。

瓜蒂散

瓜蒂_{三钱}　赤小豆_{三钱}

瓜蒂三钱　赤小豆三钱

上为末，每服一钱匕，温水半小盏调下，以吐为度。如食伤之太重者，备急丸主之，皆急剂也。《经》云：其下者引而竭之。此之谓也。一名独行丸。

东垣老人解云：盛食填塞于胸中，为之窒塞，两寸脉当主事，反两尺脉不见，其理安在？胸中有食，故以吐出之。食者物之形，物者坤土也，是足太阴之号也。胸中者肺也，为物所填。肺者，手太阴金也。金主杀伐也，与坤土俱在于上，而王于天。金能克木，故肝木生发之气伏于地下，此谓之木郁也。吐去上焦阴土之物，木得舒畅，则郁结去矣。食塞于上，脉绝于下，若不明天地之道，无由达此至理。水火者，阴阳之征兆，天地之别名也。故曰独阳不生，独阴不长。天之用在于地下，则万物生长矣；地之用在于天上，则万物收藏矣。此乃天地交而万物通也。此天地相根之道也，故阳火之根本于地下，阴水之源本于天上，故曰水出高源。故人五脏主有形之物，物者阴也，阴水也，右三部脉主之。偏见于寸口，食塞其上，是绝五脏之源，源绝则水不流，两尺竭绝，此其理也。

交泰丸　升阳气，泻阴火，调荣气，进饮食，助精神，宽腹中，除怠惰嗜卧，四肢不收，沉困懒倦。

知母_{四钱，一半炒，一半酒制，春夏用，秋冬去之}　黄连_{去须，六钱，秋冬减一钱半}　厚朴_{去皮，炒，三钱，秋冬加七钱}　小椒_{炒去汗，并闭目、子、枝，一钱半}　川乌头_{炒，去皮，四钱半}　吴茱萸_{汤洗七次，半钱}　巴豆霜_{五分}　苦楝_{酒煮，三钱}　人参_{去芦，一钱}　砂仁_{三钱}　柴胡_{一钱半}　肉桂_{去皮，一钱}　白茯苓_{去皮，三钱}　皂角_{水洗，煨，去皮弦子，六钱}　紫菀_{去苗，各六钱}　干姜_{炮制，三分}　白术_{一钱半}

上件除巴豆霜另研，余药同为细末，炼蜜为丸如梧桐子大。每服三五十丸，温水送下，食前。

【点评】酒病乃大热有毒，治之二途，一发汗，一利小便，上下分消其湿，不可用攻下之法。用葛花解醒汤乃发汗利湿之剂，服后"但得微汗"则酒解。

食滞痞满之证，东垣用消食化滞治之，诸方共同点大多有枳实、白术。枳实、白术配伍组方见于张元素枳实丸，以二药为主药对，一消一补，攻补兼施，治食滞脾胃，心腹痞满，配伍精妙，张氏此方脱胎于《金匮要略》枳术汤。东垣诸方体现了一消一补的治则，同时根据症情加减变化，气滞甚者，加木香、槟榔；有形之食滞重者，加三棱、莪术，或大黄、巴豆；兼湿热者，加黄芩、黄连；寒重者，加干姜；虚甚者，加人参；兼呕者，加半夏。服法中用荷叶烧饭为丸，取轻清之气以祛湿醒脾。

内伤宜禁

内伤者，戊火已衰，不能制物，寒药太多，固非所宜，加以温剂似为当矣。然有热物伤者，当从权以寒药治之。随时之宜，不可不知也。凡小儿内伤，尤不可用快利食药及牵牛泻水之药，盖内中多有出瘢疹者。瘢疹，火之属，大禁利小便，损津液，津液损则血不生，疮家亦然。戒之！戒之！

烦热发热门

烦热发热论

《黄帝针经·五乱》篇云：气乱于心，则烦心密嘿，俯首静伏。云云。气在于心者，取手少阴心主之腧。咳嗽烦冤者，是肾气之逆也。烦冤者，取足少阴。又云：烦冤者，取足太阴。仲景分之为二：烦也，躁也。盖火入于肺为烦，入于肾为躁。烦躁俱在于上，肾子通于肺母。大抵烦躁者，皆心火为之。心者，君火也。火王则金烁水亏，惟火独存，故肺肾合而为烦躁焉。又脾经终于心中，心经起于脾中，二经相接，由热生烦。夫烦者，扰扰心乱，兀兀欲吐，怔忡不安；躁者，无时而热，冷汗自出，少时则止，经言阴躁者是也。仲景以栀子色赤而味苦入心而治烦，以盐豉色黑而味咸入肾而治躁，名栀子盐豉汤，乃神品之药也。若有宿食而烦者，栀子大黄汤主之。又有虚热、实热、火郁而热者，如不能食而热，自汗气短者，虚也，以甘寒之剂泻热补气。《经》言：治热以寒，温而行之也。如能食而热，口舌干燥，大便难者，以辛苦大寒之剂下之，泻热补水。《经》云：阳盛虚阴，下之则愈。如阴覆其阳，火热不得伸，宜汗之。《经》云体若燔炭、汗出而散者是也。凡治热者，当细分之，不可概论。

朱砂安神丸　治心神烦乱，怔忡，兀兀欲吐，胸中气乱而热，有似懊恢之状，皆膈上血中伏火蒸蒸而不安，宜用权衡法，以镇阴火之浮行，以养上焦元气。

朱砂一钱，另研，水飞，阴干，秤　黄连去须，拣净，酒制，秤，一分半　炙甘草三钱　生地黄五分　当归去芦，半分

《内经》云：热淫所胜，治以甘寒，以苦泻之。以黄连之苦寒，去心烦，除湿热，为君；以甘草、生地黄之甘寒，泻火补气，滋生阴血，为臣；以当归补血不足，朱砂纳浮溜之火而安神明也。

上四味为细末，另研朱砂，水飞如尘，阴干，为衣，汤浸蒸饼为丸如黍米大。每服十五丸，津唾咽下，食后。

黄连安神丸　治心烦懊恢，反覆心乱，怔忡，上热，胸中气乱，心下痞闷，食入反出。

朱砂四钱　黄连五钱　生甘草二钱半

上为细末，汤浸蒸饼，丸如黍米大。每服一十丸，食后，时时津唾咽下。《内经》云：心肺位近，故近而奇偶，制其小服。此缓治之理也。

当归补血汤　治肌热，燥热，目赤面红，烦渴引饮，昼夜不息，其脉洪大而虚，重按全无。《通评虚实论》云：脉虚血虚，脉实血实。又云：血虚发热。证象白虎，惟脉不长实为辨也，若误服白虎汤必死。此病得之于饥困劳役。

黄芪一两　当归二钱，酒制

上咬咀，都作一服。水二盏，煎至一盏，去滓，稍热服之，空心食前。

柴胡升麻汤　治男子、妇人四肢发困热，筋骨热，表热，如火燎于肌肤，扪之烙人手热。夫四肢者，属脾；脾者，土也。热伏地中，此内多因血虚而得之也。又有胃虚过食冷物，郁遏阳气于脾土之中，并宜服之。

羌活　升麻　葛根　白芍药　人参　独活炙，各半两　柴胡三钱
甘草炙，三钱　防风二钱半　生甘草二钱

上件咬咀如麻豆大。每服五钱，水三盏，煎至一盏，去滓温服。忌寒冷之物。

火郁汤　治五心烦热，是火郁于地中。四肢者，脾土也。心火下陷于脾土之中，郁而不得伸，故《经》云郁则发之是也。

升麻　葛根　柴胡　白芍药　炙甘草各一两　防风半两

上件咬咀如麻豆大。每服秤三钱或四钱，水二大盏，入连须葱白三寸，煎至一盏，去滓，稍热服之，无时。

【点评】

1. 烦躁主在心，但与肺脾肾皆有关。

$$心火旺 \rightarrow 金烁水亏 \rightarrow 烦躁 \begin{cases} 入肺为烦 \\ 入肾为躁 \end{cases}$$

心火旺→脾经有热→烦躁

2. 治则治法

发热虚实异治：

$$\begin{cases} 不能食而热：虚热——甘寒——泻热补气 \\ 能食而热：\quad 实热——辛苦大寒——泻热补水 \end{cases}$$

阴阳盛虚异治：

$$\begin{cases} 阳盛阴虚——下之 \\ 阴覆其阳——汗之 \end{cases}$$

火郁之热，心火下陷脾中——郁则发之，发散脾经郁火

3. 方制

朱砂安神丸：心火旺肾水亏而烦躁，治以降心火，滋肾水，止烦躁。

黄连安神丸：心火旺烦躁，治以泻心火，除烦热。

当归补血汤：气血虚发热烦躁，治以益气补血，除热止烦。

柴胡升麻汤、火郁汤：都有脾经郁火，故皆以升麻、柴胡、防风类发散郁火。

东垣试效方卷第二

心下痞门

心下痞论

《五常政大论》云：土平曰备化。备化之纪，其养肉，其病痞，阴所至为积饮痞隔。夫痞者，心下满而不痛者是也。太阴者，湿土也，主壅塞，乃土来心下为痞满也。伤寒下之太早亦为痞，乃因寒伤其荣。荣者，血也。心主血，邪入于本，故为心下痞。仲景立泻心汤数方，皆用黄连以泻心下之土邪，其效如响应桴。故《活人》云：审知是痞，先用桔梗枳壳汤，非用此专治痞也。盖因见错下必成痞证，是邪气将陷，而欲过胸中，故先用以截散其邪气，使不至于痞。先之一字，预用之意也。若已成痞而用之，则失之晚矣。不惟不能消痞，而反伤胸中至高之正气，则当以仲景痞药治之。《经》云察其邪气所在而调之，正谓此也，非止伤寒如此。至于酒积杂病下之太过，亦作痞满，盖下多则亡阴，亡阴者，谓脾胃水谷之阴亡也，故胸之气因虚而下陷于心之分野，故致心下痞。宜升胃气，以血药治之。若全用气药导之，则其痞益甚，甚而复下，气愈下降，必变为中满、鼓胀，皆非其治也。又有虚实之殊，如实痞，大便秘，厚朴、枳实主之；虚痞，大便利者，芍药、陈皮治之。如饮食所伤而为痞满者，常内消导。其胸中窒塞上逆，兀兀欲吐者，则宜吐之。所谓在上者因而越之也。凡治痞者，宜详审焉。

大消痞丸　治一切心下痞闷及积年久不愈者。

黄连_{去须，炒，六钱}　黄芩_{六钱}　姜黄　白术_{各一两}　人参_{二钱}　炙甘草_{一钱}　缩砂仁_{一钱}　枳实_{麸炒黄色，五钱}　半夏_{汤泡，四钱}　干生姜_{一钱}　橘皮_{二钱}　炒曲_{一钱}

一方泽泻_{二钱}　厚朴_{三钱}　猪苓_{一钱半}

上件为细末，汤浸蒸饼为丸如桐子大。每服五十丸至七十丸，白汤食后下。

枳实消痞丸　治心下虚痞，恶食懒倦，开胃进食。

枳实　黄连_{各五钱}　干生姜_{一钱}　半夏曲_{三钱}　厚朴_{炙，四钱}　人参_{三钱}　炙甘草_{二钱}　白术_{二钱}　白茯苓_{二钱}　麦蘖面_{二钱}

上件为细末，汤浸蒸饼为丸如桐子大。每服三十丸，温水送下，不拘时候，量虚实加减。

黄连消痞丸　治心下痞满，壅滞不散，烦热喘促不安。

黄连_{去须，炒，一两}　枳实_{炒，七钱}　橘皮_{五钱}　干生姜_{二钱}　半夏_{九钱}　黄芩_{炒黄色，二两}　茯苓_{三钱}　白术_{三钱}　炙甘草_{三钱}　姜黄_{一钱}　泽泻_{一钱}　猪苓_{去皮，半两}

上件为细末，汤浸蒸饼为丸如桐子大。每服五十丸，温水送下，食远。

木香化滞汤　治因忧气结中脘，腹皮底微痛，心下痞满，不思饮食，食之不散，常常痞气。

柴胡_{四钱}　橘皮_{三钱}　甘草_{炙，三钱}　半夏_{一两}　生姜_{二钱}　当归尾_{二钱}　草豆蔻仁_{五钱}　益智_{三钱}　红花_{半钱}　枳实_{麸皮炒，二钱}

上件㕮咀如麻豆大。每服五钱，水二盏，煎至一盏，去滓，大温服，食远。忌酒、湿面。

人参顺气饮子　治心下痞，胸中不利。

苦葶苈_{酒浸，炒}　人参_{各三钱}　甘草_炙　羌活　柴胡　独活_{各三钱}　黄芩_{三钱，半炒，半酒制}　缩砂仁　白豆蔻仁　茵陈_{酒制，炒，各一钱}　干葛

一钱　青皮　石膏　厚朴炒　半夏洗，各半钱　当归七分

上件同为细末，汤浸蒸饼为丸，和均，筛子内擦如米大。每服一二钱，临卧少用白汤送下。

小黄丸　化痰止涎，除湿和胃气，治胸中不利。

黄芩一两　干姜一钱半　白术五钱　半夏五钱，汤洗，姜制　泽泻二钱　黄芪三钱　陈皮去白，三钱　青皮三钱，去白

上为细末，汤浸蒸饼为丸如绿豆大。每服三十至五十丸，温水送下，食远。

黄芩利膈丸　除胸中热，利膈上痰。

生黄芩　炒黄芩各一两　南星三钱　半夏半两　黄连五钱　枳壳三钱　白术二钱　陈皮三钱　泽泻五钱　白矾半钱

上件为细末，汤浸蒸饼为丸如桐子大。每服三十丸至五十丸，温水送下，食远。忌酒、湿面。

通气防风汤　清利头目，宽快胸膈。夫胸中若不利者，悉出于表。

黄芪三钱　甘草炙，四钱　人参五钱　葛根一钱半　防风一钱　蔓荆子半钱

上件哎咀如麻豆大。分作二服，每服水一盏半，煎至一盏，去滓，临睡温服，以夹衣服覆面目，勿语，须臾汗出为效，比至服药三四日，少语，如服药毕，亦少语言一日，极效。

【点评】痞因误下所致，一般是正气已虚，虚实夹杂，故痞证虽有心下痞满，但不能用攻下。常用理气消食导滞之品，东垣消痞诸方多有仲景泻心汤的组方成分，如半夏、黄连、黄芩、干姜、人参、甘草是半夏泻心汤等主药。同时根据痞的虚实及兼夹情况，可灵活加减用药，如实痞，可加厚朴、枳实主之；虚痞，可加芍药、陈皮；兼痰湿，加祛痰除湿药；兼有在上胸中不利者，可用表药。在用理气药的同时，又可酌加活血药。

痞证亦用风药益气升阳，如人参顺气饮子。

中满腹胀门

中满腹胀论

《六元正纪论》云：太阴所至为中满云云，太阴所至为稸满①云云。诸湿肿满皆属脾土。论云：脾乃阴中之太阴，同湿土之化，脾湿有余，腹满食不化。天为阳、为热，主运化也；地为阴、为湿，主长养也。无阳则阴不能生化，故云脏寒生满病。《调经篇》云：因饮食劳倦，损伤脾胃，始受热中，末传寒中，皆由脾胃之气虚弱，不能运化精微而制水谷，聚而不散，而成胀满。《经》云腹满䐜胀，支膈胠胁，下厥上冒，过在太阴、阳明，乃寒湿郁遏也，《脉经》所谓胃中寒则胀满者是也。《针经》三卷"杂病"第八：腹满，大便不利，上走胸溢，喘②息喝喝然，取足少阴。又云：胀取三阳。三阳者，足太阳寒水为胀，与《通评虚实论》说腹暴满，按之不下，取太阳经络，胃之募也正同。取者，泻也。《经》云中满者泻之于内者是也。宜以辛热散之，以苦泻之，淡渗利之，使上下分消其湿。正如开鬼门、洁净府，温衣缪刺其处，是先泻其血络，后调其真经，气血平，阳布神清，此治之正也。或曰：诸胀腹大，皆属于热者，何也？此乃病机总辞。假令外伤风寒有余之邪，自表传里，寒变为热，而作胃实腹满，仲景以大承气汤治之。亦有膏粱之人，湿热郁于内而成胀满者，此热胀之谓也。大抵寒胀多而热胀少，治之者宜详辨之。

中满分消丸 治中满热胀，鼓腹，气胀。

黄芩_{刮黄色，剉，炒，半两或一两，一方夏用一两}　黄连_{去须，拣净，剉，炒，}

---

① 稸满：蓄积盈满。稸，同"蓄"。
② 喘：原作"咽"，据《灵枢·杂病》改。

一两　姜黄　白术　人参　甘草　猪苓去皮，各一两　茯苓去皮　缩砂仁各三钱　枳实炒黄色，五钱　半夏洗七次，五钱　厚朴姜制，一两　干生姜　知母剉，炒，四钱　泽泻三钱　陈皮三钱

上件为极细末，除茯苓、泽泻、生姜各另为末外，共为末，和，白汤浸蒸饼为丸如桐子大。每服一百丸，焙热，以熟白汤下，食远，量病大小加减。

中满分消汤　治中满寒胀，寒疝，大小便不通，阴躁，足不收，四肢厥逆，食入反出，下虚中满，腹中寒，心下痞，下焦躁寒，沉厥，奔豚不收。

黄芪五分　黄柏二分　草豆蔻　吴茱萸　厚朴各五分　木香三分　益智三分　半夏三分　人参　柴胡各二分　茯苓三分　泽泻　黄连各二分　麻黄不去节，二分　荜澄茄二分　川乌头　当归各二分　青皮二分　生姜二钱干姜二分　升麻三分

上件剉如麻豆大，旋秤，都作一服，水二盏，煎至一盏，去滓，稍热服，食前。大忌房劳饮酒、湿面冷物。

广茂溃坚汤　治中满腹胀，内有积块，坚硬如石者，形如杯大，令人坐卧不能，大小便涩滞，上喘气促，面色痿黄，通身虚肿。

厚朴姜制　当归尾　草豆蔻仁煨　黄芩去穰　益智各半钱　黄连　生甘草　广茂煨　柴胡去芦　曲炒　泽泻各三分　升麻　吴茱萸汤泡　青皮去穰　陈皮各二分　红花一分　半夏七分

如虚渴，加葛根二分。

上件咬咀如麻豆大，都作一服，水二盏，先浸药少时，煎至一盏，去滓，稍热服。忌酒、湿面。二服之后，中满减半，止有积块未溃，再服半夏厚朴汤。

半夏厚朴汤

厚朴八分　半夏一钱　吴茱萸一分　肉桂三分　桃仁七个　红花半分苏木半分　京三棱四分　草豆蔻　苍术　白茯苓各三分　泽泻三分　猪苓

四分　干生姜一分　升麻四分　柴胡三分　木香二分　青皮二分　橘皮三分
生黄芩三分　黄连一分　生甘草三分　昆布少许　炒曲六分　当归尾四分

如渴，加葛根三分。

上件剉如麻豆大，旋秤，都作一服，水先拌药，次用水三盏，煎至一盏，去粗，稍热服之。忌如前。服此药二服之后，前证二减一半，却于前药中加减服之。

木香化滞散　破滞气，治心腹满闷。

白豆蔻　橘皮　桔梗　大腹子　白茯苓去皮，各半钱　缩砂仁　人参　青皮　槟榔　木香　姜黄各二钱　白术二钱　炙甘草四分　白檀五分　藿香五分

上件为细末，每服三钱，水一盏半，煎至一盏，稍热服，沸汤点服亦得，食前。忌生冷硬物。

【点评】中满腹胀，辨证有属寒属热，属湿属积者。治疗消满除胀，寒者兼用热药，热者兼用寒药，湿者加祛湿药，有积者加活血破积药。

五积门

五积论

《黄帝针经·百病始生》第二云：其成积者，盖厥气生足悗，悗生胫寒，胫寒则血脉凝涩，凝涩则寒气上入于肠胃，入于肠胃则䐜胀，䐜胀则肠外之汁沫迫聚不得散，日以成积。卒然多饮食，则肠满；起居不节，用力过度，则脉络伤；阳络伤则血外溢，血外溢则衄血；阴络伤则血内溢，血内溢则后血；肠胃之络伤，则血溢于肠外，有寒汁沫与血相搏，则并和凝聚不得散而成积矣。或外中于寒，内伤

于忧怒，则气上逆，气上逆则六输不通，温气不行，凝血蕴裹不散，津液凝涩，渗著而不去，而成积矣。又曰生于阴者，盖忧思伤心，重寒伤肺，忿怒伤肝，醉以入房，汗出当风伤脾，用力过度，若入房汗出，浴则伤肾。此内外三部之所生病者是也。故《难经》中说，五积各有其名，如肝之积名曰肥气，在左胁下，如覆杯，脐左有动气，按之牢，若痛者是也，无者非也。余积皆然。治之当察其所痛，以知其应，有余不足，可补则补，可泻则泻，无逆天时，详脏腑之高下，如寒者热之，结者散之，客者除之，留者行之，坚者削之消之，按之摩之，咸以软之，苦以泻之，全其气药补之，随其所利而行之，节饮食，慎起居，和其中外，可使毕已。不然，遽以大毒之剂攻之，积不能除，反伤正气，终难治也。医者不可不慎。

肝之积，**肥气丸**　治积在左胁下，如覆杯，有头足，久不愈，令人发咳逆，痎疟，连岁不已。

厚朴半两　黄连七钱　柴胡二两　椒炒去汗，四钱　巴豆霜五分　川乌头切，去皮，一钱二分　干姜炮，半钱　皂角去皮弦子，煨，一钱半　白茯苓去皮，一钱半　广茂炮，二钱半　人参去芦，二钱半　甘草炙，三钱　昆布二钱半

上件除茯苓、皂角、巴豆霜外，为极细末，另碾茯苓、皂角为细末，和匀，另碾巴豆霜，旋旋入末，和匀，炼蜜为丸如桐子大。初服二丸，一日加一丸，二日加二丸，渐渐加至大便微溏，再从两丸加服，周而复始，积减大半勿服。

在后积药，依此法服。此春夏药，秋冬另有加减法，在各条下。秋冬加厚朴半两，通前一两，减黄连一钱半。若强风痫，于一料中加人参、茯神、菖蒲各三钱，黄连只依春夏用七钱，虽秋冬不减，淡醋汤送下，空心。

心之积，**伏梁丸**　起脐上，大如臂，上至心下，久不愈，令人烦心。

黄连去须，一两半　厚朴去皮，姜制，半两　人参去芦，五钱　黄芩刮黄色，

三钱　桂去皮，一钱　干姜炮，半钱　巴豆霜五分　川乌头炮制，去皮，半钱　红豆二分　菖蒲半钱　茯神去皮木，一钱　丹参炒，一钱

上件除巴豆霜外，为细末，另研巴豆霜，旋旋入末，炼蜜为丸如桐子大。初服二丸，每日加一丸，二日加二丸，渐加至大便溏，再从两丸加服，淡黄连汤送下，食远，周而复始，积减太半勿服。秋冬加厚朴半两，通前秤一两，减黄连半两，即用一两，黄芩全不用。

脾之积，**痞气丸**　在胃脘覆大如盘，久不愈，令人四肢不收，发黄疸，饮食不为肌肤。

厚朴去皮，四钱半　黄连去须，八钱　吴茱萸洗，三钱　黄芩二钱　白茯苓去皮，一钱，另为末　泽泻一钱，另为末　川乌头炮制，去皮，半钱　人参去芦，一钱　茵陈酒制，炒，一钱半　巴豆霜四分　干姜炮，一钱半　白术二钱　缩砂仁去皮，一钱半　桂去皮，四分　川椒炒，半钱

上件除巴豆霜另研、茯苓另为末旋入外，同为细末，炼蜜为丸如桐子大。初服二丸，一日加一丸，二日加二丸，渐加至大便溏，再从二丸加服，淡甘草汤送下，食前，周而复始，积减大半勿服。秋冬加厚朴五钱半，通前一两，减黄连一钱，减黄芩一钱。黄疸并积大不能退，一料中加巴豆霜一分，附子炮一钱，砒少许。

肺之积，**息贲丸**　治右胁下覆大如杯，久不已，令人洒淅寒热，喘咳，发肺壅。

厚朴姜制，八钱　黄连去头，炒，一两三钱　干姜炮，一钱半　桂去皮，一钱　巴豆霜四分　白茯苓去皮，一钱半，另末　川乌头炮制去皮，一钱　人参去芦，二钱　川椒炒去汗，一钱半　桔梗一钱　紫菀去苗，一钱半　白豆蔻一钱　陈皮一钱　青皮半钱　京三棱炮，一钱　天门冬一钱

上件除茯苓、巴豆霜旋入外，为末，炼蜜为丸如桐子大。初服二丸，一日加一丸，二日加二丸，渐加至大便溏，再从二丸加服，煎淡生姜汤下，食远，周而复始，积减大半止服。秋冬加厚朴半两，通前秤一两三钱，减黄连七钱，只用六钱。

肾之积，**奔豚丸**　发于小腹，上至心下，若豚状，或下或上无时，久不已，令人喘逆，骨痿少气，及治男子内结七疝，女人瘕聚带下。

厚朴姜制，七钱　黄连去须，炒，五钱　白茯苓去皮，二钱，另末　川乌头炮，半钱　泽泻二钱　苦楝酒煮，三钱　玄胡一钱半　全蝎一钱　附子去皮，一钱　巴豆霜四分　菖蒲二钱　独活一钱　丁香半钱　肉桂去皮，二分

上除巴豆霜、茯苓另为末旋入外，为细末，炼蜜为丸如桐子丸。初服二丸，一日加一丸，二日加二丸，渐加至大便溏，再从二丸加服，淡盐汤送下，食前，周而复始，病减大半勿服。秋冬加厚朴半两，通前一两二钱。如积势坚大，先服前药不减，于一料中加烧存性牡蛎三钱，癫疝、带下病勿加。

加减痞气丸　孟秋合，治脾之积。

黄芩酒制，三分　黄连酒制，三分　厚朴一钱　半夏半钱　益智三分　吴茱萸二分　红花半分　青皮二分　当归尾二分　茯苓二分　泽泻二分　曲炒，二分　广茂二分　昆布二分　橘皮去白，二分　熟地黄二分　人参二分　附子二分　葛根二分　甘草炙，二分　巴豆霜二分

上件为细末，蒸饼为丸如桐子大。初服二丸，一日加一丸，二日加二丸，渐加至大便溏，再从二丸加服，煎淡甘草汤送下，食前。

加减息奔丸　仲夏合。其积为病，寒热喘咳，气上奔，脉涩，失精亡血，气滞则短气，血凝泣音涩。则寒热，则气分寒，血分热，治法宜益元气泄阴火，破滞气削其坚也。

川乌头一钱　干姜一钱半　人参二钱　厚朴八分　黄连一两三钱　紫菀一钱　巴豆霜四分　桂枝三钱　陈皮一钱半　青皮七分　川椒炒去汗，一钱半　红花少许　茯苓一钱半　桔梗一钱　白豆蔻一钱　京三棱一钱半　天门冬去心，一钱半

上件为细末，汤浸蒸饼为丸如桐子大。初服二丸，一日加一丸，二日加二丸，加至大便微溏利为度，再从二丸加服，煎①生姜汤送

---

①　煎：原作"前"，据《医方类聚》卷二引《东垣试效方》改。

下，食前。忌酒、湿面、五辛大料物之类及生冷硬物。

【点评】东垣五积理论取自《灵枢·百病始生》及《难经·五十六难》，积与聚相对，多为有形，病因及部位涉及五脏，有五脏之积。治疗强调不用大毒之剂攻之，根据虚实寒热、脏腑高下辨证治之，或补或泻，或消或削，或按或摩，或散或泻，同时结合天时，根据季节加减用药。其脏腑病证传变反映了五行思想的渗透。

根据五脏之积所制定的五种消积丸(肥积丸、伏梁丸、痞气丸、息贲丸、奔豚丸)皆以消积除满为主，方中皆有厚朴、黄连、巴豆霜，服药后皆有大便溏的表现，体现理气除滞逐下的治法。随脏腑及症情的不同，各加入五脏之药，如治肝积的肥积丸中有入肝经之柴胡及治痰疟的皂角、昆布；治心积的伏梁丸中有入心经之菖蒲、茯神；治脾积的痞气丸中有入脾经的白茯苓、白术及利湿治黄疸的茵陈、泽泻；治肺积的息贲丸中有入肺经的桔梗、紫菀、天冬；治肾积的奔豚丸中有入肾经的附子、肉桂等。除此之外，尚配伍活血破积的药如当归尾、全蝎、三棱、莪术、红花等，川乌、川椒、桂、干姜、黄芩亦在常用之列。

治积要法

许学士云：大抵治积，或以所恶者攻之，以所喜者诱之，则易愈。如硇砂、水银治肉积，神曲、麦蘖治酒积，水蛭、虻虫治血积，木香、槟榔治气积，牵牛、甘遂治水积，雄黄、腻粉治涎积，礞石、巴豆治食积，各从其类也。若用群队之药分其势，则难取效。须是认得分明是何积，更兼见何证，然后增加佐使之药，不尔，反有所损，要在临时通变也。

【点评】根据所积为何物，同时辨其兼见证，以治积药加以佐使药治疗。与上段的五脏辨证用药各有侧重。

心胃及腹中诸痛门

心胃及腹中诸痛论

《黄帝针经·经脉第一①》云：胃病者，腹䐜胀，胃脘当心而痛，上支两胁，膈咽不通，饮食不下，取三里也。又云②：足太阴脾之脉，其支者，复从胃别上③膈，注心中。是动则病舌本强，食则呕，胃脘痛，腹胀善噫，心下急痛。《举痛论》云：五脏卒痛，何气使然？曰：经脉流行不止，环周不休，寒气入经稽迟，泣而不行，客于脉外则血少，客于脉中则气不通，故卒然而痛，得炅则痛立止。因重感于寒，则痛久矣。夫心胃痛及腹中诸痛，皆因劳役过甚，饮食失节，中气不足，寒邪乘虚而入客之，故卒然而作大痛。《经》言得炅则止。炅者热也，以热治寒，治之正也。然腹痛有部分，脏位有高下，治之者亦宜分之。如厥心痛者，乃寒邪客于心包络也，前人以良姜、菖蒲大辛热之味，末之，酒醋调服，其痛立止，此折之耳；真心痛者，寒邪伤其君也，手足青至节，甚则旦发夕死；脘痛者，太阴也，理中、建中、草豆蔻丸之类主之；腹脐痛，少阴也，四逆汤、姜附御寒汤之类主之；少腹痛者，厥阴也，正阳散、回阳丹、当归四逆之类主之；杂证而痛者，苦楝汤、酒煮当归丸、丁香楝实丸之类主之，是随高下治也。更循各脏部分穴腧而灸刺之。如厥心痛者，痛如锥针刺其心，甚者脾心痛也，取之然谷、太溪，余脏皆然。如腹中不和而痛者，以甘草芍药汤主之；如伤寒误下传太阴，腹满时痛者，桂枝加芍药汤主

---

① 经脉第一：以下引文见《灵枢·邪气脏腑病形》。
② 又云：以下引文见《灵枢·经脉》。
③ 别上：原作"则咽"，据《灵枢·经脉》改。

之，痛甚者桂枝加大黄主之；夏月肌热恶热，脉洪实而痛者，黄芩芍药汤主之。又有诸虫痛者，如心腹痛㤂，作痛肿聚，往来上下行，痛有休止，腹热善渴，涎出，面色乍青、乍白、乍赤，呕吐清水者，蛟蛕也，以手紧按而坚持之，无令得移，以针刺之，久持之虫不动，乃出针也。或《局方》中化虫丸及诸取虫之药，量虚实用，不可一例而治。

草豆蔻丸 治劳役致脾胃虚弱，而心火乘之，不能滋荣心肺，上焦元气衰败，因遇冬天肾与膀胱寒水大旺，子能令母实，助肺金大旺，相辅而来克心乘脾，故胃脘当心而痛。此复其仇，故《经》云大胜必大复，理之常也。故皮毛血脉分肉之间，元气已绝于外，又以大寒大燥二气并乘之，其人苦恶风寒，耳鸣，及腰背相引胸中而痛，鼻息不通，不闻香臭，额寒脑痛，目时眩，为寒水反乘脾土，痰唾沃沫，饮食反出，腹中常痛，心胃痛，胁下急缩，有时而痛，腹不能伸，大便多泻而少秘，下气不绝，或腹中鸣，胸中气乱，心烦不安，而成霍乱之意，膈咽不通，极则有声，鼻中气短，遇寒滋甚，或居暖处方过，口吸风寒则复作，四肢厥逆，身体沉重，不能转侧，头不可以回顾，小便数而欠，此脾虚之至极也。

草豆蔻<small>一钱四分，面煨烧熟，去皮秤用</small>　益智<small>八分</small>　吴茱萸<small>八分，汤洗去苦，焙干秤</small>　陈皮<small>八分</small>　僵蚕<small>八分</small>　熟甘草<small>三分</small>　生甘草<small>三分</small>　桃仁<small>去皮尖，七分</small>　青皮<small>六分</small>　泽泻<small>一分</small>　黄芪<small>八分</small>　半夏<small>汤洗七次，一钱</small>　大麦蘖<small>炒黄，一钱半</small>　曲末<small>四分</small>　姜黄<small>四分</small>　当归身<small>六分</small>　人参<small>四分</small>　柴胡<small>去苗，四分或二分，详胁下痛，多少加之</small>

上十八味，除桃仁另研如泥外，为极细末，同研，汤浸蒸饼为丸如桐子大。每服二十丸，热白汤送下，旋斟酌多少服之。

姜附御寒汤 治中气不足，遇冬天寒气客于脾胃之间，相引两胁，缩急而痛，善嚏，鼻中流浊涕不止，不闻香臭，咳嗽脑痛，上热如火，下寒如冰，头时作阵痛或暴痛，两目中流火，视物䀮䀮然，或耳鸣耳聋，喜晴明，恶阴寒，夜不得安卧，胸中痰涎，膈咽不通，饮食失味，口中沃沫，牙齿动摇不能嚼物，腰脐间及尻臀膝足胻冷，阴汗自出，行步失力，风痹麻木，小便数，气短喘喝，少气不足以息，卒遗失无度，妇人白带，阴户中大痛，上牵心而痛，齆黑失色，男子控睾而痛，牵心腹隐隐而痛，面如赭色，食少，大小便不调，烦心霍乱，逆气里急，而腹皮白或黑，下气，腹中肠鸣，膝下筋急及腰背肩胛大痛，此阴盛阳虚之证也。

干姜炮，一钱二分　半夏汤洗，五分　柴胡去苗，一钱　防风去芦，半钱　羌活一钱　藁本去土，八分　人参去芦，半钱　白葵花五朵，去心萼　甘草炙，八分　升麻七分　郁李仁汤浸，去皮尖，半钱　当归身六分，酒制　桃仁汤浸，去皮尖，半钱，与郁李仁研如泥，入正药。《脾胃论》无此　黑附子炮，去皮脐，四钱

上件㕮咀，都作一服，水五大盏，煎至三盏，入黄芪一钱，橘皮五分，草豆蔻一钱，再煎至二盏，再入酒制黄柏三分，酒制黄连三分，枳壳三分，酒地黄二分，此四味剉碎，预一日先用新水多半盏浸一宿，煎至一盏半，又华阴细辛一分，贯芎二分，蔓荆子二分，亦预先一日用新水各另浸，将前正药去滓，入此三味，再上火同煎至一盏，去粗，空心热服之，待少时，以美膳压之。忌肉汤，宜食肉，不助经络中火邪也。又能治啮唇，舌根强硬，其效如神。如无已上证，但有白带下，脐下寒，男子二丸冷痛，相引心腹背痛，手心或寒，两尺脉弦细，按之不鼓，小便遗失或数而欠，大便多燥涩不通，或大便软，溺色变，或短气不足以息，额寒，鼻不闻香臭，鼻端红肿，善嚏，多悲愁不乐，健忘多怒，寝汗憎风，小便滑数，后有余沥，脐下冷疼，风寒汗出，腰背强，腰痛，或里急，或腹皮白，或腹黑色，或鼻流清涕及目中泪下不止，精神不足，亦宜服之，及肾与膀胱经中寒，肺气寒，元气不足者，皆宜服之。于月生、月满时，隔三五日吃一服，如病急，不拘时候。

麻黄豆蔻丸　治客寒犯胃，心胃大痛不可忍。季秋合。

麻黄不去节，三钱　草豆蔻五钱　益智仁八分　炒曲二钱　升麻半钱　半夏半钱，汤洗　麦蘖面半钱　缩砂仁半钱　黄芪半钱　白术半钱　橘皮

柴胡　炙甘草　吴茱萸　当归身_{各五分}　青皮　木香_{二分}　厚朴_{二分}
荜澄茄_{四分}　红花_{三分}　苏木_{三分}

上为细末，汤浸蒸饼为丸如桐子大。每服三二丸，细嚼，温水送下。如寒腹痛，不嚼，白汤送下。

益智和中丸　治心胃腹中大痛，烦躁，冷汗自出。

草豆蔻_{四钱}　益智仁_{二钱二分}　缩砂仁_{七分}　甘草_{炙，二钱半}　黄芪
人参　当归身　干生姜　麦门冬　曲末　橘皮_{各半钱}　桂枝_{一钱半}　桂花_{一钱}　麦蘖面_{炒，三钱}　黄连_{二分}　生地黄_{二分}　姜黄_{五分}　木香_{二分}

上件同为细末，汤浸蒸饼为丸如桐子大，每服三十丸，温水送下，细嚼亦得。

益智调中汤　治因服寒药过多，致脾胃虚弱，胃脘痛。

白豆蔻_{三分}　益智仁_{三分}　缩砂仁　甘草_{各二分}　姜黄_{三分}　厚朴_{三分}　陈皮_{七分}　泽泻_{三分}　黄芪_{七分}　干姜_{三分}　人参_{二分}

上件为粗末，都作一服，水一盏半，煎至一盏，去滓温服，食前。

如胃脘当心而痛，气欲绝者，胃中虚之至极，俗呼为心痛，与草豆蔻丸二三十丸；若痛频作，胃中元气虚甚，则将理二三日，不得食热，当食温烂，细嚼细咽，痛必不作，一二日自和矣；若食热稠粥，其痛必几死，言毕不得食，食后不得言，欲食时口鼻不得当风，食罢亦然。忌生冷硬物、果木之类及麸粉曲食，须忌长远，免致后患。

【点评】心胃痛及腹中诸痛，皆因劳役过甚，饮食失节，中气不足，寒邪乘虚而致。根据所病脏腑及部位又有不同，有厥心痛、真心痛、脘腹痛、脐腹痛、少腹痛。病机总的不外寒凝血滞，经脉不通，不通则痛。其总的治则是温经散寒，活血行气止痛。东垣诸方所治诸痛多以脾肾虚寒、中气不足、寒凝阻滞为主，其治重在脾胃及肾。诸方共同点，多有白豆蔻或草豆蔻、益智仁、缩砂仁或姜黄，温中散寒，行气止痛；人参、黄芪、甘草

益气补虚；干姜温中散寒，或吴茱萸、荜澄茄温胃散寒，若少阴寒甚，则加附子；麦蘖或曲消食和中。同时酌加理气活血之药，如陈皮、青皮、厚朴、木香等理气药，有时酌加柴胡疏肝理气；活血药如当归尾、桃仁、红花、苏木等。客寒犯胃，酌加解表散寒药。

东垣试效方卷第三

呕吐哕门

呕吐哕论

《黄帝针经》第二《经脉》第一：足太阴脾之脉，复从胃别上膈，注心中，是动则病舌本强，食则呕。《脉解篇》云：所谓食则呕者，物盛满而上溢故也。《举痛论》云：寒气客于肠胃，厥逆上出，故痛而呕。厥阴之病，少腹坚满，厥心痛，呕吐饮食不入，入而复出，筋骨掉眩，清厥，甚则入脾，食痹而吐。《灵枢经》云：人之哕，盖谷入于胃，胃气上注于肺，因有故寒气，与新谷气俱还入于胃，新故相乱，真邪相攻，气并相逆，复出于胃，故为哕。补手太阴，泻足少阴。又云：胃为气逆，为哕。夫呕吐哕者，俱属于胃。胃者总司也，以其气血多少为异耳。如呕者，阳明也。阳明多血多气，故有声有物，血气俱病也。仲景云：呕多，虽有阳明证，慎不可下。孙真人云：呕家多服生姜，为呕家之圣药也。气逆者，必散之，故以生姜为主。吐者，太阳也。太阳多血少气，故有物无声，为血病也。有食入则吐，以橘皮去白主之。哕者，少阳。少阳多气少血，故有声无物，乃气病也，以姜制半夏为主。故朱奉议治呕吐哕，以生姜、橘皮、半夏者是也。究其三者之源，皆因脾胃虚弱，或因寒气客胃，加之饮食所伤而致之也。宜以丁香、藿香、半夏、茯苓、陈皮、生姜之类主之。若但有内伤而有此病，宜察其虚实，使内消之。痰饮者，必下之。治之者当分其经，对证用药，而不可乱。

丁香安胃汤　治呕吐哕，胃虚寒所致。

丁香半钱　吴茱萸一钱　草豆蔻　黄芪二钱　人参一钱　炙甘草半钱　柴胡半钱　升麻七分　当归身　橘皮半钱　黄柏二钱　苍术一钱

上件剉如麻豆大。每服半两，水二大盏，煎至一盏，去粗，稍热服，食前。

茯苓半夏汤　治胃气虚弱，身重有痰，恶心欲吐，风邪羁绊于脾胃之间，当先实其脾胃。

白术　茯苓　半夏　炒曲各一钱　大麦面半两　陈皮各三钱　天麻三钱

上件㕮咀。每服半两，水二大盏，生姜五片，煎至一盏，去滓，稍热服，食前。

柴胡半夏汤　治旧有风证，不敢见风，眼涩头痛，有痰眼黑，恶心，兀兀欲吐，风来觉皮肉紧，手足重难举，居暖处有微汗便减，再见风其病即便复。一名补肝汤。

半夏二钱　炒曲一钱　生姜十片　柴胡半钱　升麻五分　苍术一钱　藁本半钱　白茯苓七分

上件㕮咀麻豆大。都作一服，水三盏，煎至一盏，去粗，稍热服。

木香利膈丸　治寒在膈上，噎塞，咽膈不通。

吴茱萸一钱二分　草豆蔻一钱二分　益智八分　橘皮八分　白僵蚕四分　人参八分　黄芪八分　升麻八分　麦蘖一钱半　当归六分　炙甘草六分　半夏一钱　木香二分　泽泻四分　姜黄四分　柴胡四分　青皮二分

上件为细末，汤浸蒸饼为丸如绿豆大。每服二十丸，温水少许送下。勿多饮汤，恐速走下，细嚼亦得。

【点评】呕吐哕俱属于胃，病因皆因脾胃虚弱，或因寒气客胃，同时饮食所伤而致。治疗和胃降逆止呕，常用药有丁香、藿香、半夏、茯苓、陈皮、生姜、橘皮。但在处方用药时亦要辨证，看其虚实寒热及有痰与否而加减用药。如有寒，加吴茱萸、草豆蔻、益智仁；胃气虚者，加人参、黄芪、白术等；有痰者，用半夏、陈皮、茯苓；湿滞者，加黄柏、苍术；有食滞者，加面曲、麦蘖等。另外，常配伍柴胡、升麻与半夏，共奏升清降浊之功。

衄吐呕唾血门

衄吐呕唾血论

《厥①论》云：阳明厥逆，喘咳身热，善惊，衄吐血。又云：足阳明胃之脉，起于鼻。又云：温淫，汗出衄衄。又云：阳气者，大怒则形气绝而菀于上，使人薄厥。又云：怒则气逆，甚则呕血，故气上矣。《黄帝针经》三卷《寒热病》第三：暴瘅内逆，肝肺相搏，血溢鼻口，取天府穴。天府乃手太阴也。又足少阴肾之脉，从肾上贯肝，入肺中，循喉咙，其病则饥不欲食，面黑如地色，咳唾则有血。夫气者阳也，血者阴也。气者煦之，血者濡之。今血妄行，上出于鼻口者，皆气逆也。故《经》言阳明厥逆、怒则气逆、暴瘅内逆者是也。分之则各有所属，治之则各有所主。如伤寒家衄血者，仲景言不可发汗，盖为脉微也。若浮紧者麻黄汤，浮缓者桂枝汤。脉已微者，二药俱不可用，宜黄芩芍药汤主之。杂病谓见血者，多责其热也。如衄血出于肺，以犀角、升麻、栀子、黄芩、芍药、生地黄、紫参、丹参、阿胶之类主之。咯唾血者出于肾，以天门冬、麦门冬、贝母、知母、桔

---

① 厥：原作"别"，据《素问·厥论》改。

梗、百部、黄柏、远志、熟地黄之类主之。如有寒者，干姜、肉桂之
类。痰涎血者出于脾，葛根、黄芪、黄连、芍药、当归、甘草、沉香
之类主之。呕吐血，出于胃也。实者，犀角地黄汤主之；虚者，小建
中汤加黄连主之。血证上行，或唾，或呕，或吐，皆逆也；若变而下
行于恶痢者，顺也。血上行为逆，其治难；下行为顺，其治易。故仲
景云蓄血证下血者当自愈也，与此意同。若无病之人，忽然下痢，其
病进也。今病血证上行，而复下行恶痢者，其邪欲去，是知吉也。
《经》云：诸见血，身热脉大者难治，是火邪胜也；身凉脉静者易治，
是正气复也。故叔和云：鼻衄吐血沉细宜，忽然浮大即倾危。此之
谓也。

三黄补血汤　治六脉俱大，按之空虚，必面赤善惊，上热，乃手
少阴心之脉也。此气盛多而亡血，以甘寒镇治之剂，大泻其气以坠气
浮，以甘辛温微苦，峻补其血。

熟地黄二钱　生地黄三钱　当归一钱半　柴胡二钱半　升麻一钱　白芍
药半两　牡丹皮一钱　川芎三钱　黄芪一钱

上咬咀如麻豆大。每服半两，水二大盏，煎至一盏，去滓，稍热
服，食前。补之太过，以防血溢上竭。

两寸脉芤，两头则有，中间全无而虚曰芤，血在上焦，或衄，或
呕血，与犀角地黄汤则愈。

黄芪芍药汤　治衄血多岁，面黄，眼涩多眵，手麻木。
黄芪三两　炙甘草二两　升麻一两　葛根半两　羌活半两　芍药一两
上件咬咀。每服三钱，水二盏，煎至一盏，去粗，温服之，十五
服而愈。

六脉弦细而涩，按之空虚，其色必白而夭不泽者，脱血也。此大
寒证，以辛温补血、益血，以甘温、甘热、滑润之剂以佐之则愈，此
亡血亦伤精气。

人参饮子　治脾胃虚弱，气促气弱，精神短少，衄血、吐血。

人参_{去芦，三分} 黄芪_{一钱} 五味子_{五个} 白芍药_{一钱} 甘草_{一钱} 当归身_{三分} 麦门冬_{二分}

上件为粗散。分作二服，每服水一盏八分，煎至一盏，去滓，稍热服。

一贫者有前证，以前药投之愈，继而时在冬天，居大室中，卧大热炕，而吐血数次，再来求治。料此病久虚弱，附脐有形，而有火热在内，上气不足，阳气外虚，当补表之阳气，泻其里之虚热，是其法也。冬天居大室，衣盖单薄，是重虚其阳；表有大寒，壅遏里热，火邪不得舒伸，故血出于口。仲景《伤寒论》中一证，太阳伤寒，当以麻黄汤发汗，而不愈，遂成衄，却与麻黄汤立愈，此法相同，遂用**麻黄桂枝汤**。

麻黄_{一钱，去其外寒} 黄芪_{一钱，实表益卫} 桂枝_{半钱，补表虚} 白芍药_{一钱，益脾} 甘草_{一钱，补其脾胃之虚} 人参_{二分，益上焦气而实表} 麦门冬_{三分，保脾气} 五味子_{五个，安肺气} 当归身_{半钱，活血养血}

上件都作一服，水二盏，先煮麻黄令沸，去沫，至二盏，入余药，同煎至一盏，去滓，稍热，临睡一服而愈，更不再作。

人参救肺散 治咳血、吐血。

升麻_{一钱} 柴胡_{一钱} 当归尾_{二钱} 熟地黄_{二钱} 白芍药_{一钱} 苏木_{半钱} 黄芪_{二钱} 人参_{二钱} 甘草_{半钱} 苍术_{一钱} 陈皮_{半钱}

上件都作一服，水二盏，煎至一盏，去相温服，食前。

麦门冬饮子 治吐血久不愈。

五味子_{十个} 麦门冬_{去心，半钱} 当归身 人参_{各半钱} 黄芪_{一钱} 生地黄_{五分}

上件为粗末，都作一服，水二盏，煎至一盏，去相，稍热服，不拘时。以三棱针于气冲出血，立愈。

【点评】衄吐呕唾血有虚实寒热及所病脏腑的不同，当辨证处治及随脏所主而治。东垣所列诸方多兼虚证久病出血，其方组成有相近之处，如：

$$\left\{\begin{array}{l}益气固表——黄芪、人参 \\ 凉血滋阴——生地、丹皮、麦冬 \\ 养血和血——当归身、川芎 \\ 酸敛止血——白芍药、五味子 \\ 发散郁火——升麻、柴胡\end{array}\right.$$

治鼻衄不止法[①]

鼻衄不止，或素有热而暴作，诸药无验，以白纸一张，作八襵或十襵，于极冷水内，湿纸置顶中，热熨斗熨至一重或二重，纸干立止。

消渴门

消渴论

《阴阳别论》云：二阳结谓之消。《脉要精微论》云：瘅成消中。夫二阳者，阳明也。手阳明大肠主津，病消则目黄口干，是津不足也；足阳明胃主血，热则消谷善饥，血中伏火，乃血不足也。结者，津液不足，结而不润，皆燥热为病也。此因数食甘美而多肥，故其气上溢，转为消渴。治之以兰，除陈气也。不可服膏粱、芳草、石药，其气慓悍，能助燥热也。越人云：邪在六腑则阳脉不和，阳脉不和则气留之，气留之则阳脉盛矣。阳脉大盛则阴气不得营也，故皮肤肌肉

---

① 治鼻衄不止法：原脱，据本书目录补。

消削是也。《经》云：凡治消瘅，仆击①，偏枯，痿厥，气满发逆，甘②肥贵人，则膏粱之疾也。岐伯曰：脉实病久可治，脉弦小病久不可治。后分为三消，高消者，舌上赤裂，大渴引饮。《逆调论》云心移热于肺、传为膈消者是也，以白虎加人参汤治之。中消者，善饮而瘦，自汗，大便硬，小便数。叔和云口干饮水、多食饥虚、瘅成消中者是也，以调胃承气、三黄丸治之。下消者，烦燥引饮，耳轮焦干，小便如膏。叔和云：焦烦水易亏。此肾消也，以六味地黄丸治之。《总录》所谓末传能食者，必发脑疽、背疮；不能食者，必得中满、鼓胀。皆为不治之证。洁古老人分而治之，能食而渴者，白虎加人参汤；不能食而渴者，钱氏方白术散倍加葛根治之。上中既平，不复传下消矣。前人用药，厥有旨哉！或曰：末传疮疽者何也？此火邪胜也，其疮痛甚而不溃，或赤水者是也。《经》云：有形而不痛，阳之类也，急攻其阳，无攻其阴，治在下焦元气，得强者生，失强者死。末传中满者何也？以寒治热，虽方士不能废其绳墨而更其道也。然脏腑有远近，心肺位近，宜制小其服；肾肝位远，宜制大其服，皆适其至所为。故如过与不及，皆诛伐无过之地也。如高消、中消，制之太急，速过病所，久而成中满之病。正谓上热未除，中寒复生者也。非药之罪，失其缓急之制也。处方之制，宜加意焉。

生津甘露饮子　治高消，大渴饮水无度，舌上赤涩，上下齿皆麻，舌根强硬肿痛，食不下，腹时胀痛，浑身色黄，目白睛黄甚，则四肢痿弱无力，面尘脱色，胁下急痛，善嚏，善怒，健忘，臀腰背寒，两丸冷甚。

石膏－钱二分　人参二钱　生甘草－钱　炙甘草二钱　山栀子－钱　荜澄茄－钱　白豆蔻－钱　白葵五分　黄柏酒拌炒，一钱半　香白芷－钱　连翘－钱　杏仁去皮，一钱半　麦门冬五分　黄连三分　木香三分　桔梗三钱

---

① 击：原作"系"，据《素问·通评虚实论》改。
② 甘：原脱，据《素问·通评虚实论》补。

升麻二钱　姜黄一钱　知母二钱，酒制　当归身五分　全蝎二个　藿香二分　柴胡三分　兰香五分

消之为病，燥热之气胜也。《内经》曰：热淫所胜，佐以甘苦，以甘泻之。热则伤气，气伤则无润。折热补气，非甘寒之气不能除，故以石膏、甘草之甘寒为主；启玄子云滋水之源以镇阳也，故以黄连、黄柏、栀子、知母之苦寒泻热补水为臣；以当归、杏仁、麦门冬、全蝎、连翘、白芷、白葵、兰香、甘草甘寒和血润燥为佐；以升麻、柴胡苦平行阳明、少阳二经，白豆蔻、木香、藿香反佐以取之，又为因用；桔梗为舟楫，使浮而不下也。

上件为细末，如法汤浸蒸饼，和匀成剂，捻作饼子，晒半干，杵碎，筛如黄米大。食后，每服二钱，抄于掌中，以舌舐之，随津唾下，或送以白汤少许亦可。此制之缓也，不惟不成中满，亦不传下消矣。戊申正月七日，叶律千户服此大效。

兰香饮子　治渴饮水极甚，善食而瘦，自汗，大便结燥，小便频数。

石膏三钱　酒知母一钱半　生甘草一钱　炙甘草半钱　人参半钱　防风一钱　半夏二分，汤洗　兰香半钱　白豆蔻仁　连翘　桔梗　升麻各半钱

上同为细末，汤浸蒸饼，和匀成剂，捻作薄片子，日中晒半干，碎如米。每服二钱，食后，淡生姜汤送下。

地黄饮子　治口干舌干，小便数，舌上赤脉。此药生津液，长肌肉。

杏仁六个　生甘草三分　石膏一钱　黄连酒制，八分　桃仁六个　生地黄酒制，七分　黄柏酒制，二钱　当归酒制，四分　柴胡三分　炙甘草三分　升麻一钱　红花少许　知母酒制，五分　麻黄根三分　汉防己酒制，五分　羌活五分

上件剉如麻豆大，都作一服，水二盏，煎至一盏，去粗温服，食后。忌湿面、房事、盐、血。戊申仲冬，张安抚服此大效。

润燥汤 治消渴，舌上白，干燥，唇干，口干，眼涩，黑处见浮云，大便闭涩，干燥结硬，喜温①饮，阴头短缩。

升麻一钱半 柴胡七分 甘草六分半，生半熟半 细辛一分 黄柏一钱 知母一钱 石膏一钱 杏仁六个 桃仁泥子一钱 麻仁泥子一钱 当归身一钱 红花少许 防风一钱 荆芥穗一钱 熟地黄三分 小椒三个

上件㕮咀，都作一服，水二碗，煎至一盏，去粗，食后温服。忌辛热物。

清凉饮子 治消中，能食而瘦，口干舌干，自汗，大便结燥，小便频数。

羌活一钱 柴胡一钱 升麻四分 防风五分 当归身六分 生甘草半钱 炙甘草一钱 石膏一钱半 酒知母一钱 汉防己半钱 草龙胆酒制，一钱半 黄柏一钱半 红花少许 桃仁五个 杏仁十个 生地黄酒制，半钱 黄芪一钱 黄芩酒制，一钱

上件㕮咀麻豆大，都作一服，水二盏，酒一匙，煎至一盏，去粗，稍热服，食后。

清神补气汤 前消渴证皆愈，止有口干，腹不能籴起。

升麻一钱半 柴胡七分 生甘草五分 黄柏酒制，半钱 黄连酒制，半钱 知母酒制，半钱 石膏四分 杏仁六个 桃仁一钱 当归身一钱 红花少许 防风一钱 荆芥穗一钱 熟地黄三分 小椒二个 细辛一分 生地黄一分

上件剉如麻豆大，都作一服，水二盏，煎至一盏，去粗，稍热，食后服。

甘草石膏汤 消病全愈，再添舌白滑微肿，咽喉咽唾觉痛，嗌肿，时有渴，白沫如胶，饮冷则稍缓。

升麻一钱半 柴胡七分 甘草五分 黄柏一钱 知母一钱 石膏六分 杏仁六个 桃仁一钱 当归身一钱 熟地黄三分 小椒二个 细辛一分 黄

---

① 温：原作"湿"，据《兰室秘藏》卷上"消渴门"改。

连三分　红花少许　防风一钱　荆芥穗一钱　生地黄一分

上件剉如麻豆大，都作一服，水二盏，煎至一盏，去粗，稍热，食后服。

【点评】消渴乃燥热为病，与数食膏粱厚味有关。根据消渴部位不同分高消、中消、下消。高消以白虎加人参汤，中消以调胃承气、三黄丸，下消以六味地黄丸。消渴虽以滋阴清热为主，但苦寒攻伐不可太过，否则易伤中气导致虚寒中满。东垣治消渴，常以甘寒之品泄热补气，如石膏、甘草之类；以苦寒泻火坚阴，如黄连、黄柏、知母、栀子之类；甘润之品养血润燥，如当归、杏仁、麦门冬、生地、熟地之类。同时，常用防风、荆芥疏散风热；柴胡、升麻行少阳、阳明二经；白豆蔻、木香、藿香反佐用之。

辨六经渴并治

太阳渴，脉浮无汗者，五苓散、滑石之类。阳明渴，脉长有汗者，白虎汤、凉膈散之类。少阳渴，脉弦而呕者，小柴胡加瓜蒌汤主之。太阴渴，脉细不欲饮，纵饮思汤不思水。少阴渴，脉沉自利者，猪苓汤、三黄汤之类。厥阴渴，脉微引饮者，小小与之。滑石治渴，本为窍不利而用之，以其燥而能亡津液也，天令湿气太过者当用之，无湿用之，是为犯禁。假令小便不利，或渴或不渴，知内有湿也；小便自利而渴，知内有燥也。湿宜渗泄之，燥以润之则可矣。杂证汗而渴者，以辛润之；无汗而渴者，以苦坚之。伤寒食少而渴，当以①和胃之药止之，不可用凉药止之，恐复损胃气，愈不能食也，白术、茯苓是也。太阳无汗而渴，不宜白虎汤；若汗后脉洪大而渴者，宜与之。阳明有汗而渴，不宜五苓散；若小便不利，汗少脉浮而渴者，宜

---

①　以：此下原衍一"以"字，据《卫生宝鉴》卷十二"咳嗽门"删。

与之。病者心肺热而不渴者，知不在太阴、少阴之本，而只在标也。在标则不渴①矣，渴者是在本也。

疮疡门

明疮疡之本末

《生气通天论》云：营气不从，逆于肉理，乃生痈肿。又云：膏粱之变，足生大丁，受如持虚。《阴阳应象论》云：地之湿气，感则害人皮肉筋脉。是言湿气外伤，则营气不行。荣卫者，皆营气之所经营也；营气者，胃气也，运气也。营气为本，本逆不行，为湿气所坏，而为疮疡也。膏粱之变，亦是言厚滋味过度，而使营气逆行，凝于经络为疮疡也。此邪不在表，亦不在里，惟在其经，中道病也。已上《内经》所说，俱言因营气逆而作也。遍看诸疮疡论中，多言湿热相搏，热化为脓者，有只言热化为脓者，又言湿气生疮，寒化为热而为脓者，此皆疮疽之源也。宜于所见部分，用引经药，并兼见证药中分阴证阳证，先泻营气，是其本，本逆助火，湿热相合，败坏肌肉而为脓血者，此治法也。宜远取诸物以比之，一岁之中，大热无过四五月之间，当是时诸物皆不坏烂；坏烂者，六七月之间，湿令大行之际也。近取诸身，热病在身，只显热而不败坏肌肉，此理明矣。标本不得，邪气不服，言一而知百者，可以为上工矣。

营气不从，逆于肉理，乃生疮痈。且营气者，胃气也。饮食入于胃，先输于脾，而朝于肺，肺朝百脉，次及皮毛，先行阳道，下归五脏六腑，而气口成寸矣。今富贵之人，不知其节，以饮食肥酸之类，杂以厚味，日久大过，其气味俱厚之物，乃阳中之阳，不能走空窍先

---

① 不渴：原作"高"，据《卫生宝鉴》卷十二"咳嗽门"改。

行阳道，反行阴道，逆于肉理，则湿气大胜，则子能令母实，火乃大旺，热湿既盛，必来克肾，若杂以不顺，又损其真水，肾既受邪，积久水乏，水乏则从湿热之化而上行，其疮多出背、出脑，此为大丁之最重者也。若毒气行于肺或脾胃之部分，毒之次也。若出于他经，又其次也。湿热之毒所止处，无不溃烂，故《经》言膏粱之变，足生大丁，受如持虚。如持虚器以受物，物无不受。治大丁之法，必当泻其营气。以标本言之，先受病为本，非苦寒之剂为主、为君不能除其苦楚疼痛也。诸疮疡有痛，往往多以乳香、没药，杂以芳香之药止之，必无少减之理。若使经络流通，脏腑中去其壅滞，必无痛矣。苦寒之剂，除其疼痛，药下于咽，则痛立已，此神品药也。

疮疡食肉，乃自弃也。疮疡者，乃营气而作也，今反补之，而自弃何异？虽用药施治，而不能愈。地之湿气自外而入内者，疮疖当先服药，而后用针。如疮疖小，不欲饮药，或婴儿之疮，先当温衣覆盖，令其凝泣壅滞血脉温和，则出血立已者。不如此，血脉凝滞便针，则邪毒不泻，反伤良肉，又益其疮势也。疮疡及诸病，面赤，虽伏大热，禁不得攻里，为阳气怫郁，邪气在经，宜发表以去之，故曰火郁则发之。虽大便数日不见，宜多攻其表以发散阳气，少加润燥之药以润之。如见风脉、风证，只可用发表风药，便可以通利得大便行也。若只干燥秘涩，尤宜润之，慎不可下也。诸九窍不利者，慎不可下也。疮疡郁冒，俗呼昏迷是也，宜汗之则愈。验疮名色治之，当从《素问》《针经》《圣济总录》、易老疮论，及诸家治疮用药法度。此为紧要，临病之际，宜详审焉。

【点评】发挥《内经》疮疡之理，疮疡乃营气不从，逆于肉理。病因与嗜食膏粱厚味有关。病理机变不外湿热相搏。治疗以苦寒清热除湿解毒为君；若兼疼痛，以芳香化瘀之药如乳香、没药佐之；通过疏涤脏腑壅滞，以通经活络。同时，根据疮疡所在部位用引经药。

疮疡忌用下法。火郁发表，当用攻表之药以发散阳气；若兼大便秘结，只用润通之剂。

张元素《医学启源》"用药凡例"："凡诸疮，以黄连为君，以甘草、黄芩为佐。"与此可资借鉴。

疮疡治验

戊申岁，以饮酒太过，脉候沉数，九月十七日，至真定，脑之下、项之上出小疮，不痛不痒，谓是曰疮，漫不加省。是夜，宿睡善甫家，二日后觉微痛，见国医李公明之，不之问，凡三见之，终不以为言。又二日，脑项麻木，肿势外散，热毒焮发，且闻此府刘帅者，近以脑疽物故，便疑之。三日间，痛大作，夜不复得寐。二十二日，请镇之疡医，遂处五香连翘。明日再往，又请同门一医共视之，云：此疽也。然而不可速疗，十八日得脓，俟脓出用药，或砭刺，三月乃可平，四月如故。予记医经，凡疮见脓，九死一生，果如二子言，则当有束手待毙之悔矣。乃诣姨兄韩参谋彦俊家，请明之诊视。明之见疮，谈笑如平时，且谓予言：疮固恶，子当恃我，无忧恐尔。膏粱之变，不当投五香，五香已无及，且疽已八日，当先用火攻之策，然后用药。午后以大艾炷如两核许者攻之，至百壮，乃痛觉，次为处方。云是足太阳膀胱之经，其病逆当反治。脉中得弦紧，按之洪大而数，又且有力，必当伏其所主，而先其所因，以其始则同，其终则异，可使破积，可使溃坚，可使气和，可使必已，必先岁气，勿伐天和。以时言之，可收不可汗，经与病禁下，法当结者散之，咸以软之，然寒受邪而禁咸。诸苦寒为君、为用，甘寒为佐，酒热为因用为使，以辛温和血，大辛以解结为臣，三辛三甘，益元气而和血脉，淡渗以导酒湿，扶持秋冬以益气泻火，以入本经之药和血，且为引用。既以通经以为主用，君以黄芩、黄连、黄柏、生地黄、知母酒制之，本经羌活、独活、防风、藁本、防己、当归、连翘以解结；黄芪、人参、甘草配诸苦寒者三之一，多则滋营气补土也；生甘草泻肾之火，补下焦元气；人参、橘皮以补胃气；苏木、当归尾去恶血；生地黄、当归身补血；酒制汉防己除膀胱留热；泽泻助秋，去酒之湿热；凡此诸药，必得桔梗为舟楫，乃不下沉。投剂之后，疽当不痛不拆，精气大旺，饮啖进，形体健。予如言服之，药后投床大鼾，日出乃寤，以手扪疮瘤减七八。予疑疮透喉，逮邀明之视之，明之惊喜曰：疮平矣。屈指记日，不五七日作痂子，可出门矣。如是三日，忽有霄寐之变，予惧其为死候，甚忧之，而无可告语之者，适明之入门，戏谓予曰：子服药后有三验，而不以相告，何也？乃历数云：子三二日来，健啖否乎？曰：然。又问：子脚膝旧弱，今行步有力否乎？曰：然。又问：子昨宵梦有霄寐之变，何不自言？予为之一笑，终不以此变告之也。二十九日，疮痛全失。去灸瘢，脓出，寻作痂。初，镇人见刘帅病疽之苦，言及者皆为悲惨。闻予复病此疮，亲旧相念者皆举手加额，以早安为祷。十月十七日，明之邀往其家，乘马过市，人见之，有为之失喜者。盖始于投剂，至疮痂敛，都十四日而已。予往在聊城，见明之治梁县杨飞卿胁痛，及郎文之父脑疽、杨叔能出疽，不十数日皆平复，然皆不若治予疮之神也。医无不难，疗脑背疮尤难。世医用技，岂无取效者，至于治效之外，乃能历数体中不言之秘，平生所见，惟明之一人而已。乙未秋，予自济南回，伤冷太过，气绝欲死，明之投剂，应手而愈，起予之死。并此为二矣。他日，效刘斯立传钱乙，当补述之。明年秋七月二十有五日，河东元好问记。

黄连消毒饮

黄连一钱　黄芩五分　黄柏五分　生地黄四分　知母四分　羌活一钱　独活四分　防风四分　藁本五分　当归尾四分　桔梗五分　黄芪二分　人参三分　甘草三分　连翘四分　苏木二分　防己五分　泽泻二分　橘皮二分

上件剉如麻豆大，都作一服，水三盏，煎至一盏半，去粗温服，食后。

一方加山栀子二分，五味子一分，麦门冬二分，枳壳二分，猪苓二分，名消毒溃坚汤，治八发痈疽、瘰疬、奶疬，随患人虚实、药剂轻重用之，无不作效。

丁未季春二十二日，蒲莛主老年七十，因寒湿地气，得附骨痈，于左腿外侧足少阳胆经之分，微侵足阳明分，阔六七寸，长一小尺，坚硬浸肿，不变肉色，皮泽深，但行步作痛，以指按至骨大痛，与药一服，立止，再日，坚硬而肿消。

内托黄芪酒煎汤

柴胡一钱半　连翘一钱　肉桂一钱　黍粘子炒，一钱　黄芪二钱　当归尾二钱　黄柏半钱　升麻七分　甘草炙，半钱

上件㕮咀，好糯米酒一盏半，水一大盏半，同煎至一大盏，去滓，大温服，空心，宿食消尽服之，待少时，以早膳压之，使不令大热上攻中、上二焦也。

尹老家寒，己酉岁十月初，有仲冬之寒，形志皆苦，于手阳明大肠经分出痈，第四日稠脓，幼小有癫疝，其臂外皆肿，痛甚，先肿在阳明，左右寸皆短，中得之俱弦，按之洪缓有力。此痈得自八风之变，以脉断之，邪气在表。其证大小便如故，饮食如常，腹中和，口知味，不在里也。不恶风寒，止热燥，脉不浮，知不在表也。表里既和，邪气在经脉之中也，故云凝于经络为疮痈。其痈出身半已上，故风从上受之，故知是八风之变为疮，只经脉之中也。知其寒邪，调和经中血气，使无凝滞则已矣。

白芷升麻汤

白芷七分　升麻半钱　甘草炙，一分　黄芩二钱，酒制　生黄芩一钱半　黄芪二钱　桔梗半钱　红花少许

上㕮咀，作一服，水、酒各一大盏半，同煎至一盏，去滓，大温服，临卧，一服而愈。

贾德茂，男，年十岁，丁未四月十一日，于左腿近膝股内出附骨痈，不辨肉色，漫肿，皮泽木硬，疮势甚大。其左脚乃肝之髀上也，

更在足厥阴肝经之分，少侵足太阴脾经之分。其脉左三部细而弦，按之洪缓微有力。

内托黄芪柴胡汤

黄芪二钱　柴胡一钱　羌活半钱　连翘一钱三分　肉桂三分　土瓜根一钱，酒制　生地黄一分　黄柏二分　当归尾七分半

上件㕮咀，作一服，水三盏，酒一盏，同煎至一盏，去滓热服，宿食消尽服，一服而愈。

内托羌活汤　治足太阳经中，左右尺脉俱紧，按之无力，尻臀生痈，坚硬，肿痛大作。

羌活二钱　防风一钱　藁本一钱　肉桂三分　黄柏二钱，酒制　连翘甘草炙，半钱　当归尾一钱　黄芪一钱半　苍术半钱　橘皮半钱

上件㕮咀，都作一服，水二大盏，酒一盏，煎至一盏半，去滓热服，空心，以夹衣盖覆其痈，使药力行罢去衣，一服而愈。

内托升麻汤　治妇人两乳间出黑头疮，疮顶陷下作黑眼子，其脉弦洪，按之细小。

升麻一钱半　葛根一钱半　连翘一钱半　肉桂三分　黄芪一钱　当归身一钱　黍粘子半钱　黄柏一分　甘草炙，一钱

上件㕮咀，都作一服，水二盏，酒半盏，同煎至一盏，去滓，食后温服。

救苦化坚汤　治瘰疬、马刀、挟瘿，从耳下或耳后下颈至肩上，或入缺盆中，乃手、足少阳之经分，其瘰疬在于颏下或至颊车，乃足阳明之分受心脾之邪而作也。今将二证合而治之。

升麻一钱　葛根半钱　真漏芦　此三味，俱足阳明本经药也。

连翘一钱　此一味，十二经疮药中不可无，乃结者散之，能散诸血结气聚，此疮之神药也，此半温凉之气味中圣药也。

牡丹皮三分，出肠胃中留血、滞血　当归身三分　熟地黄三分　此三味，诸经和血、生血、凉血药也。

黄芪_{一钱} 护皮毛，闭腠理虚及活血脉生血，亦疮家圣药，又能补表之元气消少而弱也。

白芍药_{三分} 如夏日倍之，其味酸，其气寒，能补中，益肺气之气弱，治腹中痛必用之。如冬寒证不可用之，为寒气故也。又治腹中不和，此乃散而不收，故用芍药味酸以收散气。

肉桂_{二分，大辛热} 能散结积，阴疮疡须当少用之，以寒因热用，又为寒气侵其疮，以大辛热以消浮冻之气，如有燥或烦者，去之，阴证疮必须用之。

柴胡_{八分，同前说连翘项用} 黍粘子 无肿不用黍粘子。若无马①刀挟瘿疮，是不在少阳经也，去柴胡。

羌活_{一钱} 独活_{半钱} 防风_{半钱} 此三味，必关手、足太阳证，脊痛项强，不可回顾，腰似折，项似拔者用。其防风一味辛温，若疮在膈已上，虽无手、足太阳经证，亦当用之，为能散结去上部风。病人身拘急者，风也。诸痛见此证亦须用。

昆布_{二分} 其味大咸，若疮坚硬者所宜用，为咸软坚。

广茂_{三分，煨} 若疮坚硬甚者用，不甚坚硬勿用之。

荆三棱_{二分一，煨} 为坚者削之。

人参_{三分} 补肺气之药也，如气短、气不调及喘者可加之。

益智仁_{二分} 如唾多者，胃不和也，或病人吐沫、吐食，胃上寒者加之。

厚朴_{姜制，一钱二分} 如腹时见胀者加用之。

麦蘖曲_{一钱} 治腹中缩急，兼能消食补胃。

曲末_{炒黄，二分} 为食不能消化。

甘草_{炙，半钱或二分} 能调中和诸药，泻火益胃。其分两不定者，亦能助疮邪，为脾胃疾，宜泻营气。

黄连_{去须，二分} 以治烦闷。

---

① 马：原脱，据《兰室秘藏》卷下"疮疡门"补。

黄柏炒，三分　如有热，或腿脚无力者加之；如有躁烦欲去衣者，肾中伏火也，更宜加。

上件同为细末，汤浸蒸饼和捻作饼子，日干，捣如米粒。每服秤二钱或三钱，白汤送下。量病人虚实，临时斟酌，无令药多，妨其饮食。此治之大法也。

如止在阳明分，为瘰疬者，去柴胡、黍粘子二味，余皆用之；如在少阳分，为马刀挟瘿者，去独活、漏芦、升麻、葛根，更加瞿麦穗三分；若气不顺，加橘皮，甚者加木香少许。

若本人素气弱，见患之病，其病势来时气盛而[①]不短促者，不可考其平素，宜作气盛，而从病变之权也，更宜加黄芩、黄连、黄柏、知母、防己之类。视邪气在上、中、下三焦，假令在于上焦，加黄芩一半酒制，一半生用；在中焦者，加黄连一半酒制，一半生用；在下焦，则加酒制知母、酒制黄柏、酒制防己之类，选用之。

若病人不大便，为大便不通而滋其邪盛也，急加酒制大黄以利之；如血燥而大便干燥者，加桃仁、酒制大黄二味；如风结燥不行者，加麻子仁、大黄；如风涩而大便不行，加煨皂角仁、大黄、秦艽以利之；如脉涩，觉身有气涩而大便不通者，加郁李仁、大黄以除气燥也。

如阴寒之病，为寒结闭而不大便，以《局方》中半硫丸或加煎附子、干姜，冰冷与之。大抵用药之法，不惟疮疡一说，诸疾病，量人素气弱者，当去苦寒之药，多加人参、黄芪、甘草之类，泻火而先补元气，余皆仿此。

散肿溃坚汤　治马刀疮，结硬块子，坚如石者，在耳下至缺盆中，或至肩上，或入胁下，皆手、足少阳经中，及瘰疬遍于颏或至颊车，坚硬如石，在足阳明经中所出，或二证疮已破，流脓水，并皆治之。

柴胡四钱　升麻三分　草龙胆半两，酒制，炒，各四遍　黄芩八钱，酒制一半，生用一半　炙甘草二钱　桔梗半两　连翘三钱　瓜蒌根半两，切碎，酒制

---

①　而：原作"时"，据《兰室秘藏》卷下"疮疡门"改。

当归尾二钱　白芍药二钱　黄柏酒制，去皮，半两　酒知母先剉，酒制，半两
葛根二钱　黄连一钱　京三棱三钱，酒制，微炒　广茂三钱，剉碎，酒制，微炒
昆布去土，半两

上件㕮咀，每服秤六钱或七钱，水二盏八分，先浸多半日，煎至一盏，去柤热服，于卧处身脚在高处，头低垂，每噙一口作十次咽，服毕依常安卧，取药在膈上停蓄故也。另攒半料作极细末，炼蜜为丸如绿豆大，每服一百丸或一百五十丸，用此汤一口送下，食后服之，药多少量病人虚实，应服药皆效此例。

升麻调经汤　治颏下或至颊瘰疬，此证出足阳明胃之经中来也。若疮深远，隐曲肉底，是足少阴肾中来也，乃戊传癸肾，是夫胃传妻，俱作块子，坚硬，大小不等，并皆治之，或作丸服亦得。

升麻八钱　葛根五钱　草龙胆酒制，炒，半两　黄芩削去皮，酒制，半两
当归尾三钱　桔梗半两　连翘半两　芍药三钱　黄柏去皮，酒炒，二钱　知母
酒炒，一两　黄连去须，五钱　广茂酒炒，五钱　京三棱五钱，碎切，酒炒　炙
甘草半两　生黄芩四钱

上件另秤一半作末，蜜为丸如绿豆大，每服百丸或一百五十丸，一半多作㕮咀，每服秤半两，若能食，便硬，可旋加之至七八钱止，水二盏，先浸多半日，煎至一盏，去柤，临卧热服，脚高头下而卧，噙一口，作十次咽，留一口在后，送下丸子药，服药毕，卧如常。此制之缓也。

连翘散坚汤　治耳下至缺盆或至肩上生疮，坚硬如石，动之无根，名曰马刀，从手、足少①阳经中来也，或生两胁，或已流脓作疮，未破皆治之。

柴胡一两二钱　连翘半两　当归尾半两，酒制　芍药三钱　土瓜根一两，酒炒
炙甘草三钱　草龙胆酒制四次，一两　生黄芩半两　苍术二钱　黄芩酒炒二次，七
两　黄连二钱，酒炒二次　广茂半两　京三棱细剉，半两，同广茂酒制一次，微炒干

---

① 少：原作"以"，据《兰室秘藏》卷下"疮疡门"改。

上件另秤一半，炼蜜为丸如绿豆大，每服一百丸或百五十丸，一半咬咀①，每服半两，水一盏八分，浸多半日，煎至一盏，去粗，卧时热服，头下脚高，去枕而卧，每口作十次咽，留一口送下丸子药，服毕，卧如常，亦缓治之。

项上瘰疬、马刀，将先出一疮用四棱铁环按定，不令走移，后作口子，以油药纸捻任之，勿令合了，以绝其疮之源，其效至速。如疮不破，或本人不肯破，更以龙泉散涂。

龙泉散方

瓦粉　龙泉粉各半两，炒，半润湿，另研　昆布去土，三钱或五钱　广茂京三棱各半两，酒制，剉碎，炒

上件同为细末，煎熟水调涂之，用此去疾尤速，一二日一易之。

柴胡连翘汤　治男子、妇人马刀疮。

柴胡半两　黍粘子二钱　中桂三分　连翘五钱　瞿麦穗六钱　甘草炙，三钱生地黄三钱　当归尾一钱半　黄柏三钱，酒制　知母半两，酒制　炒黄芩半两

上件咬咀如麻豆大。每服秤五钱或二钱，水二大盏，煎至一盏，去粗，稍热服，食后，时时服之。

黍粘子汤　治耳痛生疮。

桔梗半两　柴胡三分　连翘二分　黍粘子　当归尾二分　黄芩二分生地黄二分　黄芪三分　炙甘草二分　黄连二分　草龙胆一分　昆布一分蒲黄一分　苏木一分　桃仁三个　红花少许　生甘草一分

上件咬咀如麻豆大，都作一服，水二盏，煎至一盏，去粗，稍热服，食后，忌寒药利大便。

连翘防风汤　治皮痒，腋下疮，背上疮，耳聋耳鸣。

麻黄一钱　桂枝二分　草豆蔻仁一钱　当归尾七分　红花少许　羌活一钱　防风一钱　柴胡一钱　升麻半钱　连翘半钱　桔梗半钱　甘草半钱

---

① 一半咬咀：原作"各称和匀"，据《兰室秘藏》卷下"疮疡门"改。

生地黄半钱　酒黄芩一钱　苍术一钱

上件剉如麻豆大，都作一服，水二大盏，煎至一盏，去滓，稍热服之。

消肿汤　治马刀疮。

柴胡二钱　连翘三钱　当归尾一钱　红花少许　甘草一钱　生黄芩二钱　黄连半钱　瓜蒌根一钱半　黍粘子半钱，炒　黄芪一钱半

上件每服秤半两，水二大盏，煎至一盏，去滓，稍热服，食后，忌酒、湿面。

柴胡通经汤　治小儿项侧有疮，坚而不溃，名曰马刀。

柴胡二分　连翘二分　当归尾二分　红花少许　黄连五分　黄芩二分　生甘草二分　黍粘子二分　桔梗二分　京三棱二分

上件咬咀麻豆大，都作一服，水二大盏，煎至一盏，去滓，稍热服，食后，忌苦药泄大便。

保生救苦散　治火烧、热油所损，或至脱肌肉，及一切犬咬伤损，并刀斧所伤，及诸疮血不止，如神。上此药时，疮口变黑色勿怪，待药力尽，却变红和也。

生寒水石不以多少

上为细末，小油调涂之，若干上亦得，其痛立止，与无疮同，不作脓，无分毫苦楚，日近完复，永无破伤风证。

圣愈汤　治诸疮，血出多而心烦不安，不得眠睡，此亡血故也。

熟地黄三分　生地黄三分　当归身半钱　川芎三分　黄芪半钱　人参三分

上件咬咀，都作一服，水一大盏半，煎至一盏，去滓，稍热服，不计时候。

一上散　治诸般疥癣必效。

雄黄通明，手可碎，五钱　熟硫黄半两　斑猫①三个，去翅足，研碎　黑狗

---

① 斑猫：即"斑蝥"。

脊五钱　寒水石五钱　蛇床子半两，炒

上另研雄黄、硫黄、寒水石如粉，次入斑猫和匀，蛇床子、黑狗脊另为细末，同研匀。凡疥癣令汤透去痂，油调手中擦热，鼻中嗅三两次，擦上，可一上即愈也。如痛甚肿满高起者，加寒水石一倍；如不苦痒，只加狗脊；如微痒，只加蛇床子；如疮孔中有虫，加雄黄；如喜火炙汤烫者，加硫黄。即嗅不止，亦可愈也。

柳枝当归膏　贴一切热疮。

当归尾去细梢，水浸去土，干，一两　杏仁浸，去皮尖，一百个　黄丹细研，水飞，六两　肥嫩柳枝三两半，切如一寸，水洗净，令干　肥嫩桃枝一两半，洗净，令干　芝麻油一斤

上件先令油热，下桃柳枝熬令半焦，以绵裹当归、杏仁，同熬至桃柳枝黑焦为度，去药粗，滤油，澄净，抹去铫子中滓秽，令净，再上火令沸，旋旋入黄丹熬，滴水中不散为度，或只于纸上摊，令不透纸为度。

桃枝当归膏　贴一切恶疮。

当归身去细梢，洗去土，干，一两　杏仁汤浸，去皮尖，一百个　肥嫩柳枝三两半，切寸许，水洗，干　肥嫩桃枝一两半，切寸许，水洗，干　黄丹水飞，六两　芝麻油一斤

上件先令油热，下桃枝、柳枝，熬令半焦，以绵裹当归、杏仁，同熬至桃枝、柳枝黑焦为度，去药滓，滤油，澄净，抹出铫子中滓秽，令净，再上火令沸，旋旋入黄丹，熬成滴水中不散为度，或只摊纸上不透为度。

夺命膏　专治疔疮石痈，始终皆大寒证。

当归尾一两　木鳖子去皮，五个　巴豆去壳，肥者，二十三枚　桃枝寸许，一百一十茎　没药三钱　黄丹五两　蓖麻子去壳，二十个　粉霜半两　白及三钱半　乳香三钱　藁本半两　杏仁七十个　柳枝寸许，六十茎　芝麻油一斤

上件一处，先将桃、柳枝下在油内煮焦，取出不用，次下其余药物，熬至焦黑，滤去滓，却将油澄清，上火令沸，旋旋入黄丹，熬成

膏药，绯绢上摊之，立有神效。如寒证去，其疮不任此药作痛，换柳枝膏贴。大抵膏药止可卫护皮肤，行疮口上气血而已，使气血周流而无凝滞，乃上法也。既经络行，必无疼痛，易为痊瘳矣。

【点评】东垣治疮疡擅用内治法，能辨证分经而治，不是一味专用苦寒，而是通过巧妙配伍，泻火解毒，和血散结，补益托毒，淡渗导湿。用药以苦寒为君，即用黄连、黄芩、黄柏、知母；甘寒为佐，生地、丹皮凉血和血；以辛温和血去恶血，如当归尾、红花、苏木；大辛解结为臣，如连翘、当归、羌活、独活、防风、藁本等；甘温益气托里，如人参、黄芪、甘草；汉防己、泽泻去湿。若硬结较重，用破血消坚之药如三棱、莪术，或软坚散结药如昆布。若寒性疮疡，少加肉桂辛热散结。大便秘结，用大黄、桃仁、麻仁类通下。桔梗为舟楫载药上行。许多药用酒制引达病所，并增强通经活血之功。

由于疮疡所在部位不同，六经归属亦异，东垣用药时各加引经药，如病在太阳经，用羌活、独活、防风、藁本，若拘急有风，防风用在其宜；在少阳经，用柴胡；在阳明经，用升麻、葛根、真漏芦。苦寒药之用视其上中下部分，上焦加黄芩，且一半酒制、一半生用；在中焦加黄连，一半酒制、一半生用；在下焦，加酒制知母、酒制黄柏、酒制防己之类。

东垣疮疡治法独特，配伍巧妙，且用药精当，如连翘为疮家圣药，谓"十二经疮药中不可无，乃结者散之，能散诸血结气聚，此疮之神药也，此半温凉之气味中圣药"，其他解毒消肿药如黍粘子亦为常用。

疮疡除内治外，还用外治之法，如外搽及膏药外贴法。

治疮脉诀

身重脉缓，湿胜，除湿；身热脉大，心躁时肿，乍来乍去，热，诸痛，眩运动摇，脉弦，去风；气涩气滞，干燥，亡津液，脉涩，泻气补血。寒胜则浮，食不入，便溺多，恶寒，脉紧细，泻寒水。

破毒散 治便毒、横痃，已成未成，随即消散，应效如神。

滑石末三钱　斑猫炒，去头足翅，三个，为末

上二件和匀，分作三服，空心食前，一日服毕，少用茶汤调下，毒气俱从小便中出。如小便疼痛，浓煎车前子、木通、灯心、泽泻汤，顿服即已。

东垣试效方卷第四

妇人门

经闭不行有三

《阴阳别论》云：二阳之病发心脾，有不得隐曲，女子不月，其传为风消、为息贲者，死不治。妇人脾胃久虚，或形羸，气血俱衰，而致经水断绝不行，或病中消，胃热，善食渐瘦，津液不生。夫经者，血脉津液所化，津液既绝，为热所烁，肌肉消瘦，时见渴躁，血海枯竭，病名曰血枯经绝。宜泻胃之燥热，补益气血，经自行矣。此证或经适行而有子，子不安为胎病者有矣；或心包脉洪数，躁作时见，大便秘涩，小便虽清不利，而经水闭绝不行，此乃血海干枯，宜调血脉、除包络中火邪，而经自行矣。《内经》所谓小肠移热于大肠，为虑①瘕、为沉。月涩不利，则月事沉滞而不利，故云为虑瘕、为沉也。或因劳心，心火上行，月事不来，安心补血泻火，经自行矣。故《内经》云：月事不来者，胞脉闭也。胞脉者，属心而络于胞中，今气上迫肺，心气不得下，故月事不来也。

【点评】闭经总的来说责之于血枯血脉不行，所以其治以养血和血为大宗。

---

① 虑：原作"痣"，据《素问·气厥论》改。下"虑"字同。

经闭治验

裴泽之之夫人病寒热，而月事不至者数年矣，已加喘嗽，医者率以蛤蚧、桂、附等投之。曰：不然。夫人病，阴为阳所搏，温剂太过，故无益而反害，投以凉血和血之药，则经行矣。已而果然。

【点评】经闭责之血枯，治疗以凉血和血为主，慎用温燥耗血之药。

经漏不止有三

《阴阳别论》云：阴虚阳搏谓之崩。妇人脾胃虚损，致命门脉沉细而数疾，或沉弦而洪大有力，寸关脉亦然。皆由脾胃有亏，下陷于肾，与相火相合，湿热下迫，经漏不止，其色紫黑，如夏月腐肉之臭。中有白带者，脉必弦细，寒热作于中；中有赤带者，其脉洪数疾，热明矣。必腰痛或脐下痛，临经欲行，先见寒热往来，两胁急缩，兼脾胃证出见，或四肢困热，心烦不得眠卧，心下急，宜大补脾胃而升举血气，可一服而愈。或人故贵脱势，人事疏少，或先富后贫，心气不足，其火大炽，旺于血脉之中，又致脾胃饮食失节，火乘其中，形质、肌肉、容颜似不病者，此心病不行于诊，故脾胃饮食不调，其证显矣。而经水不时而下，或适来适断，暴下不止。治当先说恶死之言劝谕，令拒死而心不动，以大补气血之药，举养脾胃，微加镇坠心火之药治其心，补阴泻阳，经自止矣。《痿论》云：悲哀大甚则胞络绝，则阳气内动，发则心下崩，数溲血也。故《本病》曰：大经空虚，发则肌痹，传为脉痿。此之谓也。

【点评】崩漏责之脾胃亏虚，中气下陷，又或情志所伤，心火上炎，治以升提脾胃，补益气血，兼清心火镇坠之品。

崩漏治验

宣德侯经历之家人，病崩漏，医莫能效。切脉，且以纸疏其证，至四十余种，为药疗之。明日，而二十四证减，前后五六日，良愈。侯厚谢而去。凡治设施，皆此类也。

调经升阳①**除湿汤**　治女子漏下恶血，月事不调，或暴崩不止，多下水浆之物。皆由饮食失节，或劳伤形体，或素有心气不足。因饮食劳倦，致令心火乘脾，其人必怠惰嗜卧，四肢不收，困倦乏力，无气以动，气短上气，逆急上冲，其脉缓而弦急，按之洪大，皆中指下得之，脾土受邪也。脾主滋荣周身者也，心主血，血主脉，二者受邪，病皆在脉。脉者，血之府也。脉者，人之神也。心不主令，包络代之，故曰心之脉主属心系。心系者，包络、命门之脉。至月事因脾胃虚而心包乘之，故漏下月水不调也。况脾胃为血气阴阳根蒂，当除湿去热，益风气上伸以胜其湿。又云：火郁则发之。

柴胡　羌活各钱半　防风一钱　蔓荆子七分　独活半钱　苍术一钱半　甘草炙，一钱　升麻一钱　藁本一钱　当归酒制，半钱　黄芪一钱半

上㕮咀如麻豆大，勿令作末，都作一服，以洁净新汲水五大盏，煎至一盏，去滓，空心，腹中无宿食，热服之，待少时，以早饭压之，可一服而已。如灸足太阴脾经中血海穴二七或三七壮，立已。此药乃从权之法，用风胜湿，为胃下陷而气迫于下，以救其血之暴崩也。病血恶之物住后，必须黄芪、人参、当归之类数服以补之，于补气升阳汤中加以和血药便是也。若经血恶物下之不绝，尤宜究其根源，治其本根，只益脾胃，退心火之亢，乃治其根蒂也。若遇夏月白带下，脱漏不止，宜用此汤，一服立已。

---

① 阳：原作"麻"，据本书目录改。

【点评】此治以补气升阳为主，及用风药胜湿邪，少加苦寒清心火。血止之后，另加补气和血药。

凉血地黄汤　治妇人血崩，是肾水阴虚，不能镇守包络相火，故血走而崩也。

生地黄半钱　黄连三分　黄柏二分　黄芩一分　知母二分　羌活三分　柴胡三分　升麻二分　防风三分　藁本二分　当归半钱　甘草一钱　细辛二分　荆芥穗一分　川芎二分　蔓荆子一分　红花少许

上㕮咀，都作一服，水三大盏，煎至一盏，去粗，稍热服，空心，食前。

足太阴脾之经中血海二穴，在膝膑上内廉白肉际二寸中，治女子漏下恶血，月事不调，逆气腹胀，其脉缓是也，灸三壮。足少阴肾之经中阴谷二穴，在膝内辅骨后大筋下小筋上，按之应手，屈膝取之，治膝如锥，不得屈伸，舌纵涎下，烦逆溺难，小腹急引阴痛，股内廉痛，妇人漏血不止，腹胀满不得息，小便黄，如盅，女子如妊娠，可灸二壮。

【点评】病因肾阴虚、心火旺，血热妄行。治宜清降心火，补益肾水，升阳和血。黄连、黄柏、黄芩、知母清心降火，地黄滋阴补肾，羌活、柴胡、升麻、防风、藁本、荆芥穗等升阳止崩，川芎、红花、当归和血养血。

丁香胶艾汤　治崩漏不止。盖心气不足，劳役及饮食不节所得。经隔少时，其脉二尺俱弦紧时洪，按之无力，其证自觉脐下如冰，求厚衣覆以御其寒，白带白滑之物多，间有屋漏水下，时有鲜血，右尺脉时洪微也。屋漏水暴多下者，是急弦脉，寒多；如洪脉时见，乃热少。合而明之，急弦者，北方寒水多也；洪脉时出者，是命门、包络之火少也。黑物多，赤物少，合成屋漏水之状也。

当归身一钱二分　川芎四分　阿胶六分,炮　熟地黄三分　生艾叶一钱

白芍药三分　丁香四分

上件，川芎为末，当归酒洗，剉，熟地黄亦剉，丁香为细末，艾剉，都作一服，用水五大盏，先煎五味，作一大盏二分，去滓，入胶、艾，再上火煎至一大盏，空心食前，带热服之。

丁未仲冬，郭大方说其妻经水暴崩不止，先曾损身失血，自后一次经缩十日而来，今次不止。其人心窄，性急多惊，料之必因心气不足，饮食失节得之。大方白无。到彼诊得中寒，脉沉细而缓，间而沉数，九窍微不利，四肢无力，上喘，气短促，口鼻气皆不调。果有心气不足、脾胃虚损之证。胃脘当心而痛及左胁下缩急有积，当脐有动气，腹中鸣，下气，大便难，诸虚证极多，不能尽录。拟先治其本，余证可以皆去，与安心定志，镇坠其惊，调和脾胃，益元气，补血脉，养其神，以大热之剂去其冬寒。寒凝在皮肤内，少加生地黄去命门相火，不令四肢痿弱，黄芪当归人参汤主之。

黄芪当归人参汤

黄芪一钱　当归身一钱半　人参一钱　草豆蔻仁六分　炒曲半钱　黄连一分　生地黄三分　陈皮半钱　麻黄不去节，一钱　杏仁五个，研　桂枝半钱

上㕮咀，分作二服，每服水二大盏半，煎麻黄令沸，去沫，煎至二盏，入诸药，同煎至一大盏，于巳午之间，食消尽服之，第一服主丸分，再煎滓服，立止。其胃脘痛乃胃土有客寒，与大热药草豆蔻丸十五丸，其痛立止；再与肝之积药，除其积之根源而愈。

【点评】崩漏有属虚寒者，当益气养血，调和脾胃，兼温阳散寒之剂温中散寒，温经和脉。如黄芪、人参益气补虚，陈皮、炒曲和胃健脾，生地凉血止血，黄连清心镇惊，草豆蔻温胃散寒，桂枝温经通脉。

当归芍药汤

治妇人经脉漏下不止，其色鲜红，时值七月处暑之间，先因劳役脾胃虚损，气短气逆，自汗不止，身热闷乱，恶见饮食，非惟不入，亦不思食，沉困懒倦，四肢无力，大便时泄，后再因

心气不足，经脉再下不止，惟觉气下脱，其元气逆上全无，惟觉心腹中气下行，气短削，不能言，是无力以言，非懒语也，此药主之。

黄芪一钱半　白术　苍术　当归身　白芍药各一钱　熟地黄半钱　炙甘草　生地黄各三分　橘皮五分　柴胡二分

上十味哎咀如麻豆大，分作二服，每服水二盏半，煎至一盏，去滓，稍热服，空心。一服之后，渐减，次日全住，诸证悉去，顿喜饮食。盖天气通，而闻饮食香，得平康故也。

　　【点评】此症气虚血热，当益气补虚，养血凉血止血，兼升举脾气。黄芪、白术、苍术益气健脾，柴胡升阳，当归、芍药、生熟地养血和血。

柴胡调经汤　治经水不止，鲜红，项筋急，脑痛，脊骨强痛，不思饮食。

羌活一钱　独活半钱　藁本半钱　苍术一钱　柴胡七分　升麻半钱　葛根三分　当归身三分　炙甘草三分　红花少许

上剉如麻豆，都作一服，水四大盏，煎至一盏，去滓，空心，稍热服，取微汗立止。

一妇人经候黑血凝结成块，左厢有血瘕，水泄不止，谷有时不化有时化，后血块暴下，并水俱作，是前后二阴有形血脱竭于下，既久，经候犹不调，水泄日见三两行，食罢，烦心不快，饮食减少，甚至瘦弱。求治，乃审而思之曰：夫圣人治病，必本四时升降浮沉之理、权变之宜，必先岁气，无伐天和，无盛盛，无虚虚，遗人夭殃，无致邪，无失正，绝人长命。故仲景云：阳盛阴虚，下之则愈，汗之则死。大抵圣人立法，且如升阳或发散之剂，是助春夏之阳气，令其上升，乃泻秋冬收藏殒杀寒凉之气。此病是也，当用此法治之。升降浮沉之至理也，天地之气以升降浮沉乃从四时，如治病不可逆之。故《经》云顺天者昌，逆天者亡，可不畏哉！夫人之身亦有四时天地之气，不可止认在外，人亦体同天地也。今经漏不止，是前阴之气血已脱下矣；水泄又数年，是后阴之气血下陷已脱矣。后阴者，主①有形之物也；前阴者，精气之户。下竭，是病人周身之气血，常行秋冬之令，阴主杀，此等收藏之病是也。阳②生阴长，春夏是也。在人之身，令气升浮者，谷气上行是也。既病，人周身气血皆不生长，谷气又不升，其肌肉消少，是两仪之气俱将绝，既下元二阴俱脱，血气消竭。假令当是热证，今下焦久脱，化③为寒矣。此病久沉久降，寒湿大胜，当急救之，泻寒以热，除湿以燥，大升、大举以助生长，补养气血不致偏竭。圣人立④治之法，湿气大胜，以所胜治之，助甲风木上升是也。故《经》云风胜湿，是以所胜平之也。当先调和胃气，次用白术之类以燥其湿，而滋元气。如其不止，后用风药以胜湿，此便是大举大升，以助春夏二湿之久陷下之治也。

益胃升阳汤 血脱益气，古圣人之法也。先补胃气以助生发之气，故曰阳生阴长，诸甘药为之先务。举世皆以为补气，殊不知甘能生血，此阳生阴长之理。故先理胃气，人之身内谷为宝。

黄芪二钱 人参一钱半，有嗽去之 炙甘草一钱 升麻半钱 柴胡半钱
白术三钱 当归身一钱，酒浸 炒曲一钱半 陈皮一钱 生黄芩泻盛暑之伏，庚金肺逆，每服加少许，秋凉去之

上件㕮咀，每服秤一钱或二钱，视食加减之，如食少，已定二钱内更减之，不可令胜食，每服水二大盏，煎至一盏，去滓，稍热服。如腹中痛，每服加芍药三分，去皮中桂少许；如渴或口干，加干葛二分。不计时候。

升阳举经汤 治经水不止，如右尺脉按之空虚，是气血俱脱，大寒之证。轻手其脉数疾，举指弦紧或涩。皆阳脱之证，阴火亦亡，见热证于口鼻眼，或渴，此皆阴躁阳欲先去也，当温之、举之、升之、

① 主：原作"至"，据《兰室秘藏》卷中"妇人门"改。
② 阳：原作"阴"，据《兰室秘藏》卷中"妇人门"改。
③ 化：原作"此"，据《兰室秘藏》卷中"妇人门"改。
④ 立：原作"五"，据《兰室秘藏》卷中"妇人门"改。

浮之、燥之。此法当大升浮血气，切补命门之下脱也。

柴胡　藁本_{去土，二钱}　白术_{三钱}　黄芪_{味甘者佳}　当归身_{各三钱}　红花_{少许}　肉桂_{去皮，盛暑勿用，秋冬半钱}　桃仁_{汤浸，去皮尖，十个，细研}　川芎_{一钱}　细辛_{六分}　地黄　人参_{各一钱}　白芍药_{半钱}　羌活_{二钱}　黑附子_{炮，去皮脐，五分}　独活_{一钱半}　防风_{二钱}　甘草_{一钱半}

上件咬咀，每服秤三钱，若病势顺当，渐渐加之，至半两止服，水三盏，煎至一盏，去滓，空心，稍热服之。

【点评】东垣治崩漏，擅用升阳举陷之法，尤适宜于气虚血脱之证。治法用益气升阳以举之、升之、浮之，大升大举以助生长之气，升提下陷之气，且固命门下脱；脾虚易生寒湿，用白术之类燥湿，更以风药胜湿。其制方以风药、升提之药俱多，如防风、柴胡、藁本、独活之类。以升举助春夏升生之气，亦是法象思想的一种体现。

崩漏，病因多见饮食劳倦，脾气下陷，心气不足，或肾阴不足，心火上炎；大都有气陷下脱、气血不足、脾胃气虚之病机，治疗辨其寒热而治。总的思路为补脱益气升提，以柴胡、防风、藁本、独活等风药升提；人参、黄芪益气补脱；当归、芍药、生熟地养血和血；寒湿内盛者，或用白术、苍术等燥湿健脾，更用防风、藁本等风药，取风胜去湿之意。

升提药之益如下：①升之举之，升提脾胃清气，以助春夏生长之气；②益气升阳，以固脱止陷；③升发以发散郁火；④升发之药多风药，风能胜湿。

每日水泄三两行米谷有时不化论

凡泄痢，米谷不化谓飧泄，是清气在下，胃气不上升。古之圣人，以升浮扶持胃气，一服而愈，知病在中焦脾胃也。又湿多成五泄。湿者，胃之别名也。病本在胃，故真气弱。真气者，谷气也。不能克化饮食，乃湿胜也。以此论之，止是脾胃弱所得也。初病之时，夺食或绝不食一二日，胃气日胜，泄不作矣。今已成大泄。又云：治湿不利小便，非其治也。又曰：下焦如渎。又云：在下者，引而竭之。二阴有所积蓄，利于便，利去之也。唯此证，不宜以此论之。其病得之于胃气下流，清气不升，阳道不行，宜升、宜举，不宜利小便。头有疾，取之足，为阳病在阴；足有疾，取之上，为阴病在阳也。《经》言阳病在阴、阴病在阳也，此之谓也。中有疾，傍取之。傍者，少阳甲胆是也；中者，脾胃也。脾胃有疾，取之于足少阳。甲胆者，甲风是也，东方春也。胃中之谷气者，便是风化也。一体休作两认，故曰胃中湿胜而成泄泻，助甲胆风胜以克之，又是升阳，助清气上行者也。泄不止有五，经漏亦然，此皆清气不升而作也，止合益胃助清气上行为法。又一说，中焦元气不足，溲便谓之变，肠为之苦鸣，亦缘春气不升，故治甲风上升。又云风胜湿者是也。大抵此证，胃气弱不能食，夺食则一二日可止也。夺食之理，为胃弱不能克化，食下则为泄，如食不下，何以作泄？当为药滋养胃气令和，候泄止，渐与食，胃气胜则安矣。若食不化者，升阳风药内加炒曲同煎。兼食入顿心下痞，心下者，胃之口也，必口沃沫。或食入反出，皆胃上停寒，其左手关脉中弦，按之缓，是风湿相合，谷气不行，清气不升，为弦脉之寒所隔，故不下也。曲之大热，亦能去之。若反胃者，更加半夏、生姜入于风药内同煎。夺食、少食，欲使胃气强盛也。若药剂大，胃不能胜药，泄亦不止，当渐与之。今病既久，已至瘦弱，当以常治法治之，不可多服药饵，切嘱之。人之肉如地土，岂可无之！消瘦人有必死者八般，《素问》中有七，《灵枢经》中有一。若病肌肉去尽，勿治，天命已矣。如肌肉不至消瘦，当急疗之，先当食而益胃气与升阳，先助真气，次用风药以助升腾之气，可以已矣。余皆勿论，此治之上也。

【点评】 飧泄乃脾胃下陷，水谷不化。治宜升举脾胃清阳，东垣强调用升举之药及风药升发脾胃清阳之气，又风能胜湿，故可治脾湿泄泻，可见东垣对风药之用十分精熟。而脾虚下泄与崩漏有相同的病机，其治皆用升举之药。东垣在很多病证中用升药，皆取升举生发之气、升阳补虚之功，可谓异曲同工。

半产妄用寒凉药有误论

妇人分娩及半产漏下，昏冒不省，瞑目不知觉，盖因血暴亡，有形血去，则心神无所养。心与包络者，君火与相火也。得血则安，亡血则危①，火之上炽，故令昏冒，火乘其肺，瞑目不省人事，是阴血暴去，不能镇抚也。血已亏损，往往用滑石、甘草、石膏之类，乃辛甘大寒之药，能泻气中之热，是血亏泻气，乃阴亏泻阳，使二者俱伤，反为不足。虚劳之病，昏迷不省者，上焦心肺②之热也。此无形③之热，用凉寒之药驱令下行。岂不知上焦之病，悉属于表，乃阴证也，汗之则愈；今反下之，幸而不死，暴亏气血，生命岂能久活？又不知《内经》有说病气不足，宜补不宜泻。但瞑目之病，悉属于阴，宜汗不宜下。又知伤寒郁冒，得汗则愈，是禁用寒凉药也。分娩、半产，本气不病，是暴去其血，亡血补血又何疑焉？补其血则神昌，常时血下降亡，今当补而升举之，心得血而安，神不昏矣。血若暴下，是秋冬之令大旺，能举而升之，以助其阳，则目开神不昏迷矣。今立一方，补血养血，生血益阳，以补手、足厥阴之不足，名曰全生活血汤。

全生活血汤

柴胡二钱　当归身酒制，二钱　生地黄一钱，夏月加之　熟地黄一钱　川

---

① 危：原脱，据《兰室秘藏》卷中"妇人门"补。
② 肺：原脱，据《兰室秘藏》卷中"妇人门"补。
③ 形：此下原衍一"肺"字，据《兰室秘藏》卷中"妇人门"删。

芎一钱半　防风二钱

诸阳既陷，何以知之？血下脱故也。

细辛　蔓荆子各五分　藁本一钱半　羌活　独活各二钱　升麻三钱

葛根二钱　白芍药三钱　炙甘草二钱　红花三分

上件㕮咀如麻豆大，每服五钱，水二盏，煎至一盏，去滓，稍热服，食前。

【点评】妇人半产及分娩，因血暴亡，血虚心神失养，君相之火上炎，故神昏。治宜补血养血，血得补则心神得养，神志得安，用当归、生熟地、川芎等补血；血亡阳陷，宜用升阳益阳之品，故用柴胡、防风、细辛、蔓荆子等升阳之品。

癥疝带下论

《脉解论》云厥阴所谓癥疝，妇人少腹肿者是也。厥阴者，辰也。三月阳中之阴，邪在中，故曰癥疝，小腹肿也。所谓腰脊痛不可以俯仰者，三月一振，荣华万物，一俯而不仰也。所谓癥癃疝腹胀者，阴亦盛而脉胀不通，故曰癥癃疝也。所谓甚则嗌干热中者，阴阳相薄则热，故嗌干也。《骨空论》云：任脉者，起于中极之下，以上毛际，循腹里，上关元，至咽喉，上颐循面入目。任脉为病，男子内结七疝，女子带下瘕聚。又督脉者，起于小腹以下骨中央，女子系廷孔。其孔，溺孔之端也。其络循阴器合篡间，绕篡后，别绕臀，至少阴，与巨阳中络者合，少阴上股内后廉，贯脊属肾，与太阳起于目内眦，上额交巅上，入络脑，还出别下项，循肩膊内，挟脊抵腰中，入循膂络肾，其男子循茎下至篡，与女子等，其小腹直上者，贯脐中央，上贯心入喉，上颐环唇，上系两目之下中央。此生病，从小腹上冲心而痛，不得前后，为冲疝。其女子不孕，癃痔，遗溺，嗌干。督脉生病治督脉，治在骨上，甚者在脐下营。《黄帝针经》六卷《五色》第四：痛下为卵肾乘心，心先病，肾为应色皆如是。男子色在于面王，为小腹痛，下为卵痛，其圜直为茎痛，高为本，下为首，狐疝㿉阴之属也；女子色在于面王，为膀胱、子处之病，散为痛，搏为聚，方圆左右，各如其色形。其随而下至胝为淫，有润如膏状，为暴食不洁。左为左，右为右，其色有邪，聚空不端，面色如指者也。色者，青黑赤白黄，皆端满有别乡。别乡赤者，其色赤，大如榆荚，在面王为不月。其色上锐，首空上向，下锐下向，在左右如法。以五色命脏，青为肝，赤为心，白为肺，黄为脾，黑为肾。肝合筋，心合脉，肺合皮，脾合肉，肾合骨也。夫手、足厥阴者，生化之源也。足厥阴主肝木，肝藏血；手厥阴命门、包络相火，男子藏精施化，妇人系胞有孕。生化虽异，受病则同。女子二七而天癸至，任脉通，太冲脉盛，月事以时下，故有子，皆主生化。如病，则癥疝带下之病作矣。叔和云尺脉第三同断病者是也。

酒煮当归丸　治癥疝、白带下痓、脚气，腰已下如在冰雪中，以火焙干[①]，重重厚绵衣盖其上犹寒冷，不任寒之极也。面白如枯鱼之像，肌肉如刀刮削，瘦峻之速也。小便不止，与白带常流，不禁固，自不知觉，面白，目青蓝如菜色，目眪眪无所见，身重如山行，步欹侧不能安地，腿膝枯细，大便难，闭口不能言，无力之极，食不下，心下痞，烦心懊侬，不任其苦，面停垢，背恶寒，此上、中、下三阳真气俱虚欲竭，哕呕不止，胃虚之极也。其脉沉厥紧而涩，按之空虚。若脉洪大而涩，按之无力，犹为中寒之证，况按之空虚者乎？按之不鼓是谓阴寒，其空虚乃血气俱虚之极也。

当归一两　茴香半两　良姜七钱　黑附子炮，七钱

四味剉如麻豆大，以上等好酒一升半，同煎至酒尽，焙干。

炒黄盐三钱　丁香半钱　全蝎三钱　柴胡二钱　升麻　木香各一钱　苦楝生用　炙甘草各半两　玄胡四钱

上与前四味药同为细末，酒煮白面糊，为丸如梧桐子大。每服五

---

① 干：《兰室秘藏》卷中"妇人门"作"炕"。

七十丸，空心，宿食消尽，淡醋汤送下。忌酒、湿面、油腻物。

【点评】此证脾肾阳虚，气血俱虚，治以温脾暖肾，茴香、良姜、附子、炒黄盐皆入肾经，温肾助阳健脾。疝气亦责在厥阴，丁香、苦楝、全蝎、玄胡行血活血，通络止痛，疏泄厥阴郁滞；柴胡、升麻生发少阳清阳之气；当归和血养血。此证上中下之阳俱虚，元阳亏虚，阳气下陷，小便及白带清而不禁固，故在温肾益阳的同时，加升阳之风药以升举下陷之清阳，有助于缩泉止带。这也是风药在白带治疗中的一个妙用。

固真丸 治白带久下不止，脐腹冷痛，阴中亦然，目中溜火壅其上，视物眮眮然无所见，牙齿恶热饮，痛须得黄连细末擦之乃止，惟喜干食，大恶汤饮。此病皆寒湿乘其胞内，故喜干而恶湿。肝经阴火上溢，走于标，故上壅而目中溜火。肾水浸肝而上溢，致目眮眮而无所见。齿恶热饮者，是少阳、阳明经伏火也。

白石脂一钱，以火烧赤，水飞，研细，日干　干姜炮，四钱　黄柏酒制　白芍药各半钱　白龙骨二钱　柴胡一钱　当归身酒制，二钱

前证乃寒湿为之也，治法当大泻寒湿，以丸子药治之。故曰寒在下焦，治主病宜缓以制，大忌汤散。以白石脂、白龙骨以枯其湿；以炮干姜大辛热泻寒水；以黄柏之大寒为因用，又为向导，故云古者虽有重罪，不绝人之后，亦为之伏其所主，先其所因之意；又泻齿中恶热饮也，以柴胡为本经之使，以芍药半钱导之，恐辛热之药大甚，损其肝经，故微泻之；当归身辛温，大和其血脉，此用药之法完备矣。

上件除石脂、龙骨水飞研外，同为极细末，水煮稀面糊为丸如鸡头大。日干，空心，候宿食消尽，煎百沸汤，令大温，多用送下，无令胃中停滞，待少时以早膳压之，是不令热药犯胃也。忌生冷硬物、酒与湿面。

白文举正室白带常漏久矣，诸药不效，诊得心包尺脉微，其白带下流不止。叔和云：崩中日久为白带，漏下多时骨木枯。言崩中者，

始病血崩，久则血少，复亡其阳，故白滑之物下流不止，是本经血海将枯，津液复亡，枯干不能滋养筋骨。以本部行经药为引用、为使；以大辛甘油腻之药，润其枯燥而滋津液；以大辛热之气味药，补其阳道，生其血脉；以苦寒之药，泄其肺而救上；热伤气，以人参补之；以微苦温之药为佐而益元气，名之曰补经固真汤。

补经固真汤

柴胡　炙甘草各一钱　干姜细末，二钱　橘皮半钱　人参二钱　郁李仁一钱，研如泥　白葵花去萼，四分　生黄芩一钱，另入

上件除黄芩外，以水三盏，煎至一盏七分，再入生黄芩同煎至一盏，去滓，空心，无宿食，带热服，少时，以早膳压之。

升麻燥湿汤

升麻燥湿汤　治白带下，阴户痛，控心急痛，身黄皮缓，身如山重，阴中如冰。

防风一钱　柴胡一钱三分　良姜　干姜各一钱　橘皮半钱　白葵花七朵　生黄芩半钱　郁李仁　甘草各一钱

上件剉如麻豆大。分作二服，每服水二盏，煎至一盏，去滓，稍热服，食前，少时以美膳压之。

当归附子汤

当归附子汤　治脐下冷痛，赤白带下。

良姜　干姜　附子已上各一钱　柴胡七分　升麻五分　炙甘草六分　当归二分　蝎梢五分　炒盐三分　黄柏少许，为引用

上为粗末。每服五钱，水五盏，煎至一盏，去滓，稍热服。或为细末，酒糊作丸亦得。

调经固真汤

调经固真汤　冬后一月，微有地泥冰泮，其白带再有，阴户中寒，立此方一服而愈。

麻黄不去节，五分　杏仁二个　桂枝少许　炙甘草五分　黄芪七分　人参　当归身各五分　高良姜一钱　白术五分　苍术二分　泽泻　羌活各一钱　防风二分　柴胡四分　独活　藁本各二分　生黄芩各五分　干姜炮，二分　白葵花七朵，去萼

上件㕮咀如麻豆大，除黄芩、麻黄各另外，都作一服，先以水三大盏半，煎麻黄一味，令沸，掠去沫，入余药同煎至一盏七分，再入生黄芩，煎至一盏，去滓，空心，宿食消尽，日高时热服之，待一时许，可食早饭。

桂附汤　治白带腥臭，多悲不乐，大寒。

肉桂一钱　附子三钱　黄柏五分，为引用　知母五分

不思饮食，加五味子；烦恼，面上麻如虫行，乃胃中元气极虚，加黄芪一钱半，人参七分，炙甘草、升麻五分。

上件㕮咀，都作一服，水二盏，煎至一盏，去滓，稍热服，食远。

戊甲春，一妇人六十岁，病振寒战栗，太阳寒水客也。呵欠嚏喷，足少阳溢也。口亡津液，足阳明不足也。心下急痛而痞，手少阴受寒也，故急痛。足太阴血滞为痞。身热近火，热在皮表，寒在骨髓，亦有振寒战栗也。脐下恶寒，丹田有寒也。浑身黄而白睛黄，寒湿也。以余证之，知其寒也。溺黄赤而黑，频数，寒湿胜也。自病来，身重如山，便着床枕，至阴湿盛也。其脉诊得左右关并尺命门中得弦而急，极细，杂之以洪而极缓，弦急为寒。加之以细，细者北方寒水。杂以缓甚者，湿胜出黄色也。又洪大者，心火受制也。左尺按之至骨，举指来实者，壬癸俱旺也。六脉按之俱空虚。下焦无阳也。先以轻剂去其中焦寒湿，兼退其洪大脉，理中汤加茯苓是也。

理中茯苓汤

白术　干姜　炙甘草　人参　茯苓除寒湿，各五钱

上件为细末，每服秤二钱，水一盏半，煎至一盏，冰之令寒服之，谓之热因寒用，其寒以对足太阳之假热也。以干姜之辛热，以泻真寒也。故曰真对真、假对假。若不愈，当以术附汤，冰之令寒，以补下焦元气也。

玄胡苦楝汤　治脐下冷，撮痛，阴冷大寒，带下。

肉桂　附子各三分　熟地黄一钱　炙甘草半钱　苦楝子　玄胡各二分黄柏一分，为引用

上都作一服，水四盏，煎至一盏，稍热服，食前。

黄芪白术汤 治妇人四肢沉重，自汗，上至头，际颈而还，恶风，头痛①躁热。

黄芪_{一两} 白术_{半两} 黄柏_{酒制，二钱} 细辛_{三分} 川芎_{半钱} 吴茱萸_{半钱} 羌活_{二钱} 五味子_{三钱} 人参_{半两} 炙甘草_{二钱} 当归身_{一钱半} 柴胡 升麻_{各一钱}

腹中不快，加炙甘草一钱；汗出不止，加黄柏一钱。

上件㕮咀。每服半两，水二大盏，入生姜五片，煎至一盏，去滓，稍热服，食前。

增损四物汤 治妇人血积。

当归 川芎 芍药 熟地黄 广茂 京三棱 桂 干漆_{炒烟尽}

上件等分，为粗末。每服三钱，水二大盏，煎至一盏，去滓，稍热服，食前。

柴胡丁香汤 一妇人年三十岁，临经预先腰脐痛，甚则腹中亦痛，经缩两三日。

柴胡_{一钱半} 羌活_{一钱} 丁香_{四分} 全蝎_{一个} 防风 当归身_{各一钱} 生地黄_{二分}

都作一服，水四盏，煎至一盏，去滓，稍热服，食前。

坐药龙盐膏

丁香_{一钱半} 全蝎_{五个} 木香_{一钱半} 良姜_{一钱} 川乌头_{一钱半，炮} 枯矾_{半钱} 龙骨_{二钱} 茴香_{三分} 当归尾_{一钱} 玄胡_{五钱} 炒盐_{二钱} 汉防己_{酒制，一钱} 厚朴_{三钱} 红豆 肉桂_{各二钱} 木通_{一钱}

上件为细末，炼蜜为丸如弹子大。绵裹留丝在外，纳丸药阴户内。

胜阴丹 为上药力小，再取三钱，内加行性热药，下项：

三奈子 川乌头 大椒_{各半钱} 柴胡 羌活_{各二分} 全蝎_{三个} 蒜七

---

① 痛：原脱，据《兰室秘藏》卷中"妇人门"补。

分 甘松_{二分} 破故纸_{与蒜同煮，焙干，八分} 升麻 枯白矾_{各二分} 麝香_{少许}

上为细末，炼蜜为丸如弹子大。依前用度。

又方：

坐药回阳丹

草乌头_{三分} 水蛭_{三个，炒} 虻虫_{三个，去足翅，炒} 川乌头_{七分} 大椒_{半钱} 柴胡_{七分} 羌活 全蝎 升麻_{各二分} 蒜 破故纸_{各一钱} 三奈子 荜拨_{各半钱} 甘松_{二分} 枯矾_{半钱} 炒黄盐_{一钱，必用之药}

上为极细末，炼蜜丸如指尖大。用绵裹定，留系内阴户中，觉脐下暖为度。

孕妇有病毒之无损

一妇人重身五六月，冬至日，因祭祀而哭恸，口吸风寒，忽病心痛而不可忍，浑身冷，气欲绝，求治于师。料之，曰：此乃客寒犯胃，故胃脘当心而痛，急与麻黄、草豆蔻、半夏、干生姜、炙甘草、益智仁之类治之。或曰：半夏有小毒，重身妇人服之可乎？师曰：可。或曰：不可。而用之何如？师曰：乃有故而用也。故麻黄、半夏、生姜之辛热，以散风寒尚不能收全功，何暇损胎乎！《内经》云：妇人重身，毒之何如？岐伯曰：有故无损^①，故无损也。大积大聚，其可犯也，衰其大半而止，过则死矣。投之，病良愈，而胎亦无损。

【点评】以《素问·六元正纪大论》"有故无殒"的论点，讨论是否用半夏的问题。在怀妊情况下，如果出现积聚，可用权宜之法，除其积聚。但在临床上当慎用，特别是有一定毒性的药物，还是少用为妙。

———————————

① 损：《素问·六元正纪大论》作"殒"。

小儿门

瘢疹论

夫瘢疹始出之证，必先见面燥腮赤，目胞亦赤，呵欠烦闷，乍凉乍热，咳嗽嚏喷，足稍冷，多睡，睡惊，并疮疹之证，或生脓胞，或生小红瘢，或生瘾疹。此三等不同，何故俱显上证而后乃出？盖以上诸证，皆太阳寒水，起于右肾之下，煎熬左肾，足太阳膀胱寒水，夹脊逆流，上头下额，逆手太阳丙火，不得传道，逆于面上，故显是证。盖壬癸寒水，克丙丁热火故也。诸瘢证皆从寒水逆流而作也。医者当知此理，乃敢用药。

夫胞者，一名赤宫①、一名丹田、一名命门，主男子藏精施化，妇人系胞有孕，俱为生化之源，非五行也，非水亦非火，此天地之异名也，象坤土之生万物也。夫人之始生，血海始净，一日、二日精胜其血，则为男子；三日、四日、五日血脉已旺，精不胜血，则为女子。乃二物相搏，长生先身谓之神，又谓之精。道释二门言之，本来面目是也。其子在腹中，十月之间，随母呼吸，母呼亦呼，母吸亦吸。呼吸者，阳气也，而生动作，滋益精气神。饥则食母血，渴则饮母血，儿随日长，皮肉、筋骨、血脉、形气俱足。十月降生，口中尚有恶血，啼声一发，随吸而下。此恶血复归命门胞中，僻于一隅，伏而不发，直至因内伤乳食，湿热之气下溜，合于肾中，二火交攻，营气不从，逆于肉理，恶血乃发。诸瘢疹皆出于膀胱壬水，其疡后坏肉理，归于阳明，故三番瘢始显之证，皆足太阳壬膀胱克丙小肠。其始出皆见于面，终归于阳明肉理，热化为脓者也。二火炽盛，反胜寒

---

① 一名赤宫：此下原衍"一名赤宫"，据《兰室秘藏》卷下"小儿门"删。

水，遍身俱出，此皆从足太阳传变中来也。当外发寒邪，使令消散；内泻二火，不令交攻其中，令湿气上归，复其本位。可一二服立已，乃令小儿已后再无二者瘢出之患。此《内经》之法，览者详之。

消毒救苦汤 治瘢证悉具，消化便令不出，如已稀者，再不生瘢。仲冬立此方，随四时加减。通造化、明药性者能此。

麻黄不去根节 羌活 防风各五分 川芎二分 细辛一分 藁本 柴胡各二分 升麻五分 葛根一分 黄芩二分，酒制 生地黄二分 生黄芩一分 黄连三分 酒黄柏五分 红花半分 苏木一分 当归三分 吴茱萸半分 白术一分 苍术二分 生甘草一分 橘皮一分 连翘五分

上剉如麻豆大。每服五钱，水二盏，煎至一盏，去滓，稍热服，空心，食前。

夫瘢疹出者，皆因内伤饮食，致令营气逆故也。大禁牵牛、巴豆食药，宜以半夏枳术丸①，大黄、益智仁之类，去其青泻，止其吐。若耳尖冷，呵欠，睡中惊，嚏喷，眼涩，知必出瘢也。诸大脓胞、小红瘢、瘾疹三色，皆营气逆而寒覆其表，宜以四味升麻汤，加当归身、连翘，此定法也。如肺成脓瘢，先显喘嗽，或气高而喘促，加人参而补元气，少加黄芩以泻伏火；如心出小红瘢，必先见血溢，惊，身热，肌肉肿，脉弦洪，少加黄芩；命门出瘾疹，必先骨痛身热，其疼不敢动摇，少加生地黄、黄柏。诸瘢疹皆为阴证疮，须因内伤乳食，脾胃不足，营气逆行，虽火势内炽，阴覆其外，故钱仲阳制四物升麻汤发之。如有传变证，依加减法服之。

桔梗汤 如瘢已出，只时时与之，快咽喉，宽利胸膈。

桔梗二钱 生甘草一钱

上㕮咀，作一服，水二盏，煎至一盏，不拘时，时时服之。

黍粘子汤 如瘢子已出，稠密，身表热，急与此药服之，防后青干黑陷。

---

① 丸：原作"尤"，据《医方类聚》卷二引《东垣试效方》改。

黍粘子_{炒香}　地骨皮_{各二钱}　柴胡_{一钱半}　炙甘草_{一钱半}　连翘_{二钱半}
当归身_{酒洗}　黄芪_{各一钱}　黄芩_{一钱半}

上㕮咀，每服三钱，水一盏半，煎至一盏，去柤温服。

治惊各有所因用药不同论

钱仲阳治急惊，以凉泻之。肝风，木也，主惊；心热，火也，主动。火来木中，子能令母实，实则泻其子，故立泻青丸、导赤散之类，泻其肝实，惊自愈矣。《内经》曰风淫所胜、平以辛凉者是也。夫慢惊者，皆因妄用快利食药，损其脾胃，久泻不止，或因乳食不调而成吐泻，亦令脾胃虚损。《内经》云：不足而往，有余随之。又云：不及则乘其所不胜。故风木来乘土位，慢惊之病作矣。治当详其温凉寒热，先实其脾胃，后散风邪则愈矣。又如外物惊者，宜镇平之，以黄连安神丸。若气动所惊者，宜寒水石安神丸，不可便以辛热之药散之，防风丸之类是也。因惊而泄青色者，先镇平以朱砂之类，治以风邪下陷也，不可便用苦寒之剂泻其土也。

【点评】小儿惊风分急、慢惊。急惊多为实，由于心肝火旺，扰动心神，神魂不安，治以泻青丸、导赤散，泻心肝之火；实则泻子，泻心火则泻肝木。

慢惊由于脾虚，肝木乘克脾土，治则先实脾，后泻肝木，散风邪。若小儿惊风兼泄泻大便青色，是有脾虚之候，除用朱砂凉药镇惊之外，不可用苦寒伤脾之药。

益黄散辩

阎孝忠编集钱氏方，以益黄散补土。又言风旺必克脾土，当先实其脾。昧者不审脾中寒热，一例作补脾药用之；又不审药中有丁香、青橘皮辛热，大泻肺金。岂可脾虚之证反泻其子？盖为寒水反来侮土，中寒呕吐腹痛，泻痢青白，口鼻中气冷，益黄散神治之药也。如因热药巴豆之类，过剂损其脾胃，或因暑天伤热，乳食损其脾胃，而成吐泻，口鼻中气热，而成慢惊者，不可服之。今立一方，治胃中风热，人参安胃散。

人参安胃散

人参一钱　黄芪二钱　生甘草　炙甘草各五分　白芍药七分　白茯苓四分　陈皮三分　黄连二分

《内经》云：热淫于内，治以甘寒，以甘泻之，以酸收之。甘草、人参、黄芪之甘温，能补元气，甘能泻火补土；白茯苓甘平，白芍药酸寒，补肺金之不足；陈皮、黄连之苦寒为佐，以退火邪，土金得平，风证无由作矣。

上件为细末。每服二钱，水一盏半，煎至一盏，去滓，大温服，食前。

夫益黄散、理中丸、养脾丸之类，治脾胃中寒湿大胜，神品药也。若服热药巴豆之类，虚其胃气，脾胃中伏热火，及大人劳役不足之证，或吐泻不止，不宜用之。故陶隐居云：医者，意也。古之所谓良医，盖以其意量而得其节也。治病必察其本，不可执方疗之。或病仿佛，合方未对其证，不察病机所宜，大同小异，致令乖舛，以取危亡，可悲也夫！

栀子茯苓汤　治黄疸土色，为热为湿。当小便不利，今反利，知黄色为燥，胃经中大热。发黄脱落，知膀胱与肾俱受七邪，乃大湿热之证。鼻下断作疮者，土逆行，营气伏火也。能乳者，胃中有热也，寒则食不入①。喜食土者，胃不足也。面色黑者，为寒为痹。大便青寒。褐色，血黑色，热蓄血中。间黄色，肠胃有热。治法当滋营润燥，除寒热②，致津液。

山栀子三分　黄柏　炙甘草各二分　大芜荑半钱　黄连一分　麻黄不去根节　羌活各二分　柴胡三分　防风一分　白术半钱　茯苓三分　当归四分

---

① 不入：原脱，据《兰室秘藏》卷下"小儿门"补。
② 除寒热：原作"热内寒外"，据《兰室秘藏》卷下"小儿门"改。

上件剉如麻豆大。都作一服，水一盏半，煎至一盏，去滓，稍热，食前。

茯苓渗湿汤　治小儿面色萎黄，腹膜胀，食不下。

麻黄　桂枝各二分　杏仁二个　草豆蔻　厚朴　曲末各二分　柴胡半分　羌活二分　白术半分　吴茱萸二分　升麻一分　苍术　泽泻　茯苓　猪苓　橘红各二分　青皮　黄连各半钱　黄柏二分

上都作一服，水一大盏，煎至七分，去滓，大温服，食前。

升阳益血汤　时仲春，一小儿未满百日，病腹胀，二日大便一度，瘦弱，遍身黄色。宜升阳气，滋血和血，补润肠胃干燥也。

蝎梢二分　曲米三分　厚朴　当归各一钱　桃仁十个　升麻三分
都作一服，水一盏，煎至半盏，去滓，稍热服，食前。

厚肠丸　治小儿失乳，以食饲之，未有食肠，不能克化，或生腹胀，四肢瘦弱，或痢色无常。

橘皮三分　大麦面半钱　半夏三分　枳实半钱　苍术三分　青皮二分　人参三分　厚朴二分　曲末半钱

上为细末，煮面糊为丸如麻子大。每服二十丸，温水送下，食前。忌饱食。

补阳汤　时初冬，一小儿二岁，大寒证，明堂青脉，额上青黑，脑后青络高起，舌上白滑，喉鸣而喘，大便微清，耳尖冷，眼涩，常常泪出，仍多眵，胸中不利，卧而多惊，无揢即寒。

柴胡　升麻各二分　麻黄三分　吴茱萸半钱　地龙半钱　蝎梢一分　生地黄五分　当归身三分　炙甘草一分　黄芪二分　黄柏　橘皮　葛根　连翘各一分

上件㕮咀，都作一服，水一大盏半，煎至一盏，去滓，乳食后热服之。服药之后，添喜笑精神，出气和顺，乳食进。

中满分消丸

黄连　枳实麸炒　厚朴姜制，各半钱　生姜　姜黄　猪苓各一钱　橘

皮　白术　甘草_{各一钱半}　砂仁　泽泻　茯苓_{各三钱}　半夏_{四钱}　黄芩_{一两二钱}

上件为细末，汤浸蒸饼为丸如黍米大。每服三五十丸，温水送下，食前。

消痞丸

黄连_{半两}　枳实_{二钱}　黄芩_{二钱}　甘草_{三分}　人参_{四分}　厚朴_{七分}　生姜_{四分}　橘皮_{一分}　姜黄_{半钱}

上为细末，蒸饼为丸如黍米大。每服二三十丸，随乳下。

麻黄升麻汤　治小儿寒郁而喘，喉鸣，腹中鸣，腹满，鼻流清涕，脉沉急而数。

麻黄　草豆蔻仁_{各一钱半}　益智仁_{一分半}　厚朴_{二分}　甘草_{一分}　当归尾　升麻　曲末_{各半分}　吴茱萸_{二分}　柴胡_{一分}　苏木_{半分}　红花_{少许}　生黄芩_{一分}　全蝎_{二个}

上件咬咀如麻豆大。分作二服，每服水一大盏，煎至七分，去粗，稍热服，食远。忌风寒，微有汗乃效。

【点评】钱乙益黄散为补脾之剂，适宜于脾虚寒证。若因胃虚有火，或慢惊吐泻兼有虚火者，不当用之。东垣用人参安胃散，益气补土，且泻其胃中伏火，补钱乙益脾泻火之不足。东垣治胃虚伏火，以甘温益气补虚以泻虚火，佐以黄连泻胃火。

黄疸乃湿热内蓄胃中，或有虫积，致津枯血燥，不能营养毛发肌肤。治当去湿除热，养血滋燥，健脾消积，方用栀子茯苓汤。以栀子、黄柏、黄连清热燥湿，且除胃中伏火；大芜荑杀虫消积；当归养血润燥；白术、茯苓健脾燥湿，运化气血；柴胡、防风等风药发散郁火，升举脾胃清阳。

小儿内有积滞湿热，脾胃运化失职，不能化生气血津液，致萎黄色枯；内有积滞湿热，故腹胀。病属积滞或疳积。治宜祛湿消积除胀，健脾助运，方用茯苓渗湿汤。以茯苓、猪苓、泽泻健脾渗湿，黄连、黄柏清热燥湿，白术、苍术健脾去湿助运；草豆蔻、吴茱萸、厚朴、曲末理气温中消积；柴胡、羌活、升麻升发脾阳。

小儿肠胃娇嫩，积滞不化，不能化生气血、滋荣肌肤，方用升阳益血汤。升麻升阳气，蝎梢、当归、桃仁滋血和血，桃仁且能润肠通便，曲末、厚朴消积化食。小儿肠胃娇嫩，运化功能不足，饮食不当，则内生积滞，外乏滋荣，治宜消导健运，方用厚肠汤。方中多健脾理气、消食导滞之品，更加人参益气健脾。

中满分消丸、消痞丸皆为消导之方，兼补兼消。方中以苦寒之品如黄连、黄芩清除湿热；枳实、橘皮、厚朴，或加砂仁，或加半夏，理气消积导滞；人参健脾助运；姜黄温阳散寒。湿气重者，用茯苓、猪苓、泽泻健脾渗湿。二方既有枳术丸消补兼施之意，同时又有仲景泻心汤意。

阳虚寒甚，慢惊搐动，用补阳汤。以柴胡、升麻、葛根、麻黄、人参升阳益气，发表止喘；吴茱萸温胃暖肝，理气散寒；橘皮理气和胃，助脾健运；地龙、蝎梢、生地、当归身养血和血，止痉去风；黄柏、连翘清除湿热。

肺胃俱寒，表闭里寒，外则喘鸣，内则腹满泄泻，治用宣肺平喘，温中散寒，升阳益脾，和血止痉，方用麻黄升麻汤。麻黄宣肺定喘；柴胡、升麻升举阳气；草豆蔻、益智仁、吴茱萸温中散寒行气；曲末消食导滞；当归尾、苏木、红花、全蝎活血止痉。

东垣试效方卷第五

头痛门

头痛论

《金匮真言论》云：东风生于春，病在肝，俞在颈项。故春风者，病在头。又诸阳会于头面，如足太阳膀胱之脉，起于目内眦，上额交巅上，入络脑，还出别下项，病冲头痛。又足少阳胆之脉，起于目锐眦，上抵头角，病则头角额痛。夫风从上受之，风寒伤上，邪从外入，客于经络，令人振寒头痛，身重恶寒，治在风池、风府，调其阴阳，不足则补，有余则泻，汗之则愈，此伤寒头痛也。头痛耳鸣，九窍不利者，肠胃之所生，乃气虚头痛也。心烦头痛者，病在膈中，过在手巨阳、少阴，乃湿热头痛也。如气上不下，头痛癫疾者，下虚上实也，过在足少阴、巨阳，甚则入肾，寒湿头痛也。如头半寒痛者，先取手少阳、阳明，后取足少阳、阳明，此偏头痛也。有真头痛者，甚则脑尽痛，手足寒至节，死不治。有厥逆头痛者，所犯大寒，内至骨髓。髓者，以脑为主，脑逆故令头痛，齿亦痛。凡头痛，皆以风药治之者，总其大体而言之也。高颠之上，惟风可到，故味之薄者，阴中之阳，乃自地升天者也。然亦有三阴三阳之异。故太阳头痛，恶风，脉浮紧，川芎、羌活、独活、麻黄之类为主；少阳经头痛，脉弦细，往来寒热，柴胡为主；阳明头痛，自汗，发热恶寒，脉浮缓长实者，升麻、葛根、石膏、白芷为主；太阴头痛，必有痰，体重，或腹痛，为痰癖，其脉沉缓，苍术、半夏、南星为主；少阴经头痛，三阴、三阳经不流行，而足寒气逆，为寒厥，其脉沉细，麻黄、附子、细辛为主；厥阴头痛，项痛，或痰吐涎沫，厥冷，其脉浮缓，吴茱萸汤主之。诸血虚头痛，当归、川芎为主；诸气虚头痛，人参、黄芪为主。为主者，主治也。兼见何证，以佐使药治之。此立方之大法也。气血俱虚头痛者，于调中益气汤中少加川芎、蔓荆子、细辛，其效如神。半夏白术天麻汤，治痰厥头痛药也；青空膏，乃风湿热头痛药也；羌活附子汤，厥逆头痛药也。如湿气在头者，以苦吐之，不可执方而治。先师壮岁，病头痛，每发时两颊青黄，晕眩，目不欲开，懒于语言，身体沉重，兀兀欲吐食，数日方过。洁古老曰：此厥阴、太阴合而为病，名曰风痰，以《局方》内玉壶丸治之，少风湿药二味，可加雄黄、白术，以治风湿，更名水煮金花丸。方在《洁古家珍》。更灸侠溪二穴各二七壮，不旬日良愈。是知方者体也，法者用也。徒执体而不知用者弊，体用不失，可谓上工，信矣。

夫丁未十月中，范天骒之内，素有脾胃之证，时显烦躁，胸中不利，大便不通，因乘寒出外晚归，又为寒气怫郁，闷乱大作，火不能伸故也。疑其有热，服疏风丸，大便行，其病不减。恐其药少，再服七八十丸，大便复见两三行，元证不瘥，增添吐逆，食不能停，痰唾稠黏，涌出不止，眼涩头旋，恶心烦闷，气短促上喘，无力以言，心神颠倒，兀兀不止，目不敢开，如在风云中，头苦痛如裂，身重如山，四肢厥冷，不得安卧。先师料前证是胃气已损，复下两次重虚脾胃，病名曰痰厥头痛，与半夏白术天麻汤治之。

半夏白术天麻汤

天麻五分　半夏一钱半　黄芪五分　人参五分　白术一钱　苍术　橘皮　泽泻　茯苓各五分　炒曲一钱　麦蘗面二钱　干姜二分　黄柏二分

此头痛苦甚，为足太阴痰厥头痛，非半夏不能疗。眼黑头旋，风虚内作，非天麻不能除，其苗谓之定风草，独不为风所动也，亦治内风之神药也。内风者，虚风是也。黄芪甘温，泻火补元气，实表虚，止自汗。人参甘温，益气泻火补中。二术俱苦甘温，除湿，补中益气。泽泻、茯苓利小便，导湿。橘皮苦温，益气调中，升阳。曲消食，荡胃中滞气。大麦蘗宽中，助胃气。干姜辛热，以涤中寒。黄柏苦寒酒制，以疗冬天少火在泉发躁也。

上件㕮咀，每服半两，水二大盏，煎至一盏，去滓，带热服之，再服而愈。

清空膏 治偏正头疼年深不愈者，及疗风湿热头痛，上壅损目，及脑痛不止。

羌活一两 防风去芦，一两 柴胡七钱 川芎五钱 甘草炙，一两半 黄连去须，炒，一两 细挺子黄芩三两，一半酒制，一半炒

上件同为细末，每服二钱匕，热盏内入茶少许，汤调如膏，抄在口内，少用白汤送下，临卧。如苦头痛，每服中加细辛二分；如太阴脉缓有痰，名曰痰厥头痛，内减羌活、防风、川芎、甘草，加半夏一两半；如偏正头痛，服之不愈，减羌活、防风、川芎一半，加柴胡一倍；如发热恶热而渴，此阳明头痛，只白虎汤加吴白芷。

彻清膏

川芎三分 蔓荆子一分 细辛一分 藁本一钱 生甘草半钱 熟甘草半钱 薄荷叶三分

上件为细末。每服二钱，茶清调下，食后。

川芎散 治头目不清利。

川芎三分 羌活 防风各一钱 柴胡半分 升麻 藁本各一钱 炒黄芩四钱半 生甘草一钱 熟甘草二钱 黄芩四钱半，酒制 黄连四钱半，酒制 生地黄二钱

上件为细末。每一钱或二三钱，食后，温茶清调下。忌酒、湿面。

细辛散 治偏正头痛。

细辛二分 川芎七分 柴胡二钱 黄芩一钱，炒 黄芩一钱，酒制 生黄芩半钱 瓦粉二分 炙甘草一钱半 黄连七分 芍药半钱

上㕮咀，每服三钱，水一大盏半，煎至一盏，去滓取清，食后服之。

羌活汤 治风热壅盛上攻，头目昏眩。

羌活 防风 细黄芩酒制 黄连酒制，各一两 黄柏半两，酒制 柴胡七钱 瓜蒌根半两，酒制 炙甘草七分 白茯苓五分 泽泻三钱

上件为粗末。每服五钱，水二大盏，煎至一盏，取清，食后或临卧，通口热服，日进二服。

安神汤 治头旋眼黑，头痛。

羌活一两 防风二钱半 柴胡 升麻各半两 黄柏酒制，一两 知母酒制，半两 生地黄半两 黄芪二两 炙甘草 生甘草各二钱

上件每服秤半两，水二盏，煎至一盏半，加蔓荆子半钱、川芎三分，再煎至一盏，去滓，临卧热服。

养神汤 治精神短，不得睡，项筋肿急难伸。禁甘温，宜苦味。

黄芪一钱 人参三分 甘草七分 苍术半钱 白术三分 柴胡一分 升麻四分 当归身半钱 麦蘖面五分 木香一分 川芎三分 橘皮一分 黄芩酒制，二分 黄连半钱 黄柏三分 半夏七分

上㕮咀如麻豆大。每服五钱，水二大盏，煎至一盏，去滓，稍热服，食后。

选奇汤 治眉骨痛，不可忍。

羌活 防风各三钱 甘草三钱，冬多用 黄芩酒制，一钱，冬月不用。如能食，热痛，加黄芩

上㕮咀，每服三钱，水二盏，煎至一盏，去滓，稍热，食后，时时服之。

嗿药郁金散 治风热头痛。

石膏二钱 薄荷叶三钱 芒硝二钱 郁金一钱 香白芷二钱

上为极细末。口噙水，鼻内嗿之。

麻黄吴茱萸汤　治头痛，胸中痛，食减少，咽嗌不利，右寸脉弦急。

麻黄半钱　吴茱萸三分　黄芩二分　川芎一分　羌活五分　蔓荆子一分　细辛一分　藁本二分　柴胡一分　黄芪三分　苍术一钱　黄连一分　半夏一分　黄柏二分　升麻三分　红花少许　当归二分

上件㕮咀，都作一服，水二盏，煎至一盏，去滓，稍热，食后服。

太阳经嚏药

防风二分　羌活三分　红豆二个

上为细末，鼻内嗜之。

红豆散　治头重如山，此湿气在头也。

麻黄　苦丁香半钱　红豆半个　羌活根烧　连翘各三分

上五味为细末。鼻内嗜之，神效。

羌活附子汤　治冬月大寒犯脑，令人脑痛，齿亦痛，名曰脑风。《奇经论》中。

麻黄三分，不去根节　黑附子三分　羌活半两　苍术半钱　防风二分　黄芪一钱　甘草　升麻各二分　白芷　白僵蚕　黄柏各三分　有寒嗽，加佛耳草三分

上件都作一服，水二盏，煎至一盏，去滓温服，食后。

【点评】头为诸阳之会，又高巅之上惟风可到。头痛乃风从上受之，其治以风药为主；头痛部位各异，分经不同，有三阴三阳之异，故当循经辨治。

1. 头痛循经用药

头痛常用风药——柴胡、升麻、羌活、独活、藁本、蔓荆子

太阳经头痛——川芎、羌活、独活、麻黄

阳明经头痛——升麻、葛根、石膏、白芷

少阳经头痛——柴胡

太阴经头痛——多痰，半夏、南星；湿重，白术、苍术、茯

苓、泽泻

少阴经头痛为寒厥——麻黄、附子、细辛

厥阴经头痛——吴茱萸汤

兼气虚——人参、黄芪为主

血虚——当归、川芎

气血俱虚头痛——调中益气汤中少加川芎、蔓荆子、细辛

另外，张元素、李东垣治头痛常用川芎，同时加引经药。头痛重，加细辛、白僵蚕。

2. 头痛辨治诸方

痰厥头痛——半夏白术天麻汤

风湿热头痛——清空膏、清彻膏

寒气厥逆头痛——羌活附子汤

风热壅盛上攻，头目昏眩——羌活汤

冬月大寒犯脑，脑风头痛——羌活附子汤

湿气在头，头痛头重——红豆散

3. 嚏药的应用

除了内服药外，东垣擅用嚏药。如嗅药郁金散、太阳经嚏药、红豆散。

眼 门

诸脉者皆属于目论

《阴阳应象论》云①：诸脉者，皆属于目。目得血而能视。《黄帝针经》九卷《大惑论》第八：五脏六腑精气，皆上注于目而为之精。精

---

① 阴阳应象论云：以下引文见《素问·五脏生成篇》。

之窠为眼，骨之精为瞳子，筋之精为黑眼，血之精为络，其窠气之精为白眼，肌肉之精则为约束，裹撷筋骨血气之精而与脉并为系，上属于脑，后出于项中。故邪中于项，因逢其身之虚，其入深，则即随眼系入于脑，则脑转；脑转则引目系急；目系急则目眩以转矣。邪中其精，其精所中，不相比也则精散；精散则视歧，故见两物。目者，五脏六腑之精，营卫魂魄之所常营也，神气之所主也。故神劳则魂魄散，志意乱，是故瞳子黑眼法于阴，白眼赤脉法①于阳，故阴阳合传而为精明也。目者，心之使也；心者，神之舍也。故神精乱而不转，卒然见非常之处，精神魂魄散不相得，故曰惑也。夫十二经脉，三百六十五络，其血气皆上走于面而走空窍，其精阳气上散于目而为精，其气走于耳而为听。因心事烦冗，饮食失节，劳役过度，致脾胃虚弱，心火大盛，则百脉沸腾，血脉逆行，邪害空窍，天明则日月不明矣。夫五脏六腑之精气，皆秉受于脾，上贯于目。脾者，诸阴之首也。目者，血脉之宗也。故脾虚则五脏之精气皆失所司，不能归明于目矣。心者，君火也，主人之神，宜静而安，相火代②行其令。相火者，包络也，主百脉皆荣于目。既劳役运动，势乃妄行，又因邪气所并而损血脉，故诸病生焉。凡医者不理脾胃及养血安神，治标不治本，是不明正理也。

戊申六月，徐总管患眼疾，于上眼皮下出黑白翳二个，隐涩难开，两目紧缩，无疼痛，两手寸脉细紧，按之洪大无力，知足太阳膀胱为命门相火煎熬逆行，作寒水翳及寒膜遮睛证，呵欠善悲，健忘，嚏喷眵泪，时自泪下，面赤而白，能食，不大便，小便数而欠，气上而喘，以拨云汤治之。

拨云汤方

黄芪—分　细辛叶半钱　柴胡七分　生姜五分　荆芥穗—钱　羌活—钱半　防风—钱半　藁本—钱　生甘草—钱　升麻—钱　葛根五分　川芎半钱

---

① 法：原作"发"，据《灵枢·大惑论》改。
② 代：原作"化"，据《兰室秘藏》卷上"眼耳鼻门"改。

知母一钱　黄柏一钱半　当归身一钱

上㕮咀，都作一服，水二大盏，煎至一盏，去滓，稍热服，食后。

冲和养胃汤　治内障眼，得之脾胃元气衰弱，心火与三焦俱盛，饮食失节，形体劳役，心不得休息，故上为此疾，服之神效。

柴胡七钱　羌活一两半　防风半两　炙甘草一两半　当归酒制　白术升麻各一两　白芍药六钱　干姜一钱　五味子二钱　人参　葛根各一两　黄芪一两半　白茯苓三钱

上㕮咀，每服五六钱，水三大盏，煎至二盏，入黄芩、黄连二钱，同煎至一盏，去滓，稍热服，食后。

泻热黄连汤

黄芩酒制，炒　黄连酒制，炒　草龙胆酒制　生地黄酒制，各一两　升麻五分　柴胡一两

上件㕮咀，每服二钱，将先煎药水内入泻热黄连汤，再煎至一盏，去滓，于日午饭间热服之。午后服之，则阳道不行，临卧休服，反助阴故也。

助阳活血汤　治眼发之后，犹有上热，白睛红上壅，无疼痛，隐涩难开，多眵泪。

防风　黄芪　炙甘草各半钱　蔓荆子二分　当归身酒制，半钱　白芷三分　升麻七分　柴胡五分

上㕮咀，都作一服，水一盏半，煎至一盏，去滓，稍热服，临卧。

明目细辛汤　治两目发赤微痛，羞明畏日，怯风寒怕火，眼睫成纽，眵糊多，隐涩难开，眉攒肿闷，鼻塞，涕唾稠黏，大便微硬。

麻黄　羌活各三钱　防风二钱　藁本一钱　川芎半钱　细辛少许　白茯苓一钱　蔓荆子六分　荆芥穗一钱二分　当归尾一钱　生地黄六分，酒制　椒八个　桃仁一十个　红花少许

上㕮咀，分作四服，每服水二盏，煎至一盏，去滓，稍热服之，

临卧。

神效明目汤 治眼棱紧急，致倒睫拳毛损目，及上下睑皆赤烂，睛赤疼痛昏暗，昼①则冷泪常流，夜则眼涩难开，而眵泪满眼。

葛根—钱半 甘草炙，二钱 防风—钱 蔓荆子半钱 细辛二分 一法加黄芪—钱

上㕮咀，作二服，每服水二盏，煎至一盏，去滓，稍热服，临卧。

神效黄芪汤 治浑身麻木不仁，或右或左身麻木，或头面，或只手臂，或只腿脚，麻木不仁，并皆治之。如两目紧急缩小，及羞明畏日，或隐涩难开，或视物无力，睛痛，手不得近，或目少睛光，或目中如火。

黄芪二两 人参八钱 炙甘草—两 蔓荆子—钱 白芍药—两 橘皮半两

如小便淋涩，每服中加泽泻半钱；如有大热证，加黄柏三分，酒制，炒。

上同㕮咀，每服五钱，水一大盏八分，煎至一盏，去滓，稍热服，临卧。如麻木不仁，虽有热，不用黄柏，更加上黄芪一两，通三两也。

益气聪明汤 治饮食不节，劳役形体，脾胃不足，得内障耳鸣，或多年目昏暗，视物不能。此药能令目广大，久服无内外障、耳鸣耳聋之患，又令精神过倍，元气自益，身轻体健，耳目聪明。

黄芪 甘草各半两 人参半两 升麻 葛根各三钱 蔓荆子—钱半 芍药—钱 黄柏—钱，酒制，剉，炒黄

上㕮咀，每服秤三钱，水二盏，煎至一盏，去滓，热服，临卧，近五更再煎服之，得睡②更妙。如烦闷或有热，渐加黄柏，春夏加之，盛暑夏月倍之。若此一味，多则不效。如脾胃虚去之，有热者少

---

① 昼：原脱，据《兰室秘藏》卷上"眼耳鼻门"补。
② 睡：原作"肿"，据《玉机微义》卷二十九"眼目门"引东垣益气聪明汤改。

用之。如旧有热，麻木，或热上壅头目，三两服之后，其热皆除。治老人腰已下沉重疼痛，如神。此药久服，令人上重，乃有精神，两足轻浮，不知高下。若如此，空心服之，或少加黄柏，轻浮自减。若治倒睫，去黄柏、芍药，及忌烟火、酸物。

补阳汤 治阳不胜其阴，乃阴盛阳虚，则九窍不通，今青白翳见于大眦，及足太阳、少阴经中郁遏，足厥阴肝经气不得上通于目，故青白翳内阻也。当于太阳、少阴经中九原之下，以益肝中阳气，冲天上行。此乃先补其阳，后于足太阳、少阴标中_{标者，头也}泻足厥阴肝经火，下伏于阳中，乃次治也。《内经》云阴盛阳虚，则当先补其阳，后泻其阴，此治法是也。每日清晨，以腹中无宿食，服补阳汤，临卧服益阴丸。若天色变，大寒大风，并劳役，预日饮食不调，精神不足或气弱，俱不得服。候时气和平，天气如常服之。乃先补其阳，使阳气上升，通于肝经之末，利空窍于目矣。

　　羌活　独活　甘草　人参　熟地黄　黄芪　白术_{各一两}　泽泻_{研为}_末　陈皮_{各半两}　生地黄_炒　白茯苓_{去皮}　知母_{炒，各三钱}　柴胡_{去苗，三两}防风　白芍药_{半两}　肉桂_{去皮，一钱}　当归身_{去芦，酒制，三钱}

　　上同为粗末。每服半两，水三盏，煎至一盏，去滓，空心，宿食消尽服之。

连柏益阴丸

　　羌活　独活　甘草　当归尾_{依前制}　防风_{去芦}　五味子_{各五钱}　石决明_{烧存性，三钱}　草决明　细黄芩　黄柏　知母　黄连_{酒内先制，或酒拌润，}_{炒，一两}

　　上件为细末，炼蜜为丸如绿豆大。每服五十丸，渐加至百丸止，茶清送下。常多服补阳汤，少服此药，为不可胜补阳汤，恐妨饮食。

升阳柴胡汤

　　羌活　独活　甘草根　当归身　熟地黄_{各一两}　人参　黄芪　白术_{各半两}　泽泻_{三钱}　白芍药_{一两}　陈皮　白茯苓　防风_{各三钱}　生地黄

五钱，酒炒　　肉桂半钱　　柴胡去苗，一钱半　　楮实半两，酒拌　　知母三钱，酒制，夏月加五钱

上咬咀，每服五钱，水二盏，煎至一盏，去滓，稍热服，食后。另合一料炼蜜为丸如桐子大，食远，茶清送下五十丸，每日与前药各一服；如天气热甚，加五味子三钱或半两、天门冬去心半两，更加芍药半两、楮实半两。

芎辛汤　治两目昼夜隐涩难开，羞明畏日，目赤视物昏暗，神效。

芎䓖　蔓荆子各半钱　细辛二分　防风一钱半　甘草　香白芷各一钱

咬咀，都作一服，水一盏八分，煎至一盏，去滓，稍热服，临卧。

人参补胃汤　治劳役所伤，饮食不节，内障昏暗。

黄芪　人参各一两　炙甘草八分　蔓荆子一钱　白芍药三钱　黄柏酒拌湿，四遍，一钱

上咬咀，每服三四钱，水二盏，煎至一盏，去滓，稍热服，临卧。三五服后，两目广大，视物如童时，惟觉两脚踏地不知高下，盖冬天多服升阳药故也。病减住服，候五七日再服。此药春间服，乃时药也。

连翘饮子　治目中溜火，恶日与火，隐涩，小角紧，久视昏花，迎风有泪。

蔓荆子　生甘草　连翘各三分　柴胡二分　黄芩酒制，半钱　生地黄　当归　红葵花　人参各三分　黄芪半钱　升麻一钱　防风　羌活各半钱

上件每服五钱，水二盏，煎至一盏，去滓，稍热服，食后。

【点评】冲和养胃汤体现东垣治眼病大法，即健脾升阳，养血安神。以风药柴胡、羌活、防风、升麻、葛根升举清阳，人参、白术、白茯苓、干姜、炙甘草健脾益气，通过益气升阳，以使清阳之精气上达于目，而目为之视；当归、白芍药养血和血；白芍药、五味子酸敛之品，收敛心神。

辨证属湿热上扰清阳，或肝胆火热，或心相火热，治以泻热去湿。方用泻热黄连汤。黄芩、黄连、草龙胆泻热去湿，生地黄滋阴降火；升麻、柴胡引经，且发散郁火。

论瞳子散大 并方

戊戌初冬，李叔和至西京，朋友待之以猪肉煎饼，同蒜醋食之，后复饮酒，大醉，卧于暖炕①。翌日病眼，两瞳子散大于黄睛，视物无的，以小为大，以短为长，卒然见非常之处，行步踏空，多求医疗而莫之愈。至己亥春，求治于先师。曰：《内经》有云五脏六腑之精气，皆上注于目而为之精，精之窠为眼，骨之精为瞳子。又云：筋骨气血之精而为脉并为系，上属于脑。又瞳子黑眼法于阴。今瞳子散大者，由食辛热之物太甚故也。所谓辛主散，热则助火，上乘于脑中，其精故散，精散则视物亦散大也。夫精明者，所以视万物者也。今视物不真，则精衰矣，盖火之与气势不两立。故《经》曰壮火食气，壮火散气。手少阴、足厥阴所主风热，连目系，邪之中人，各从其类，故循此道而来攻，头目肿闷而瞳子散大，皆血虚阴弱故也。当除风热，凉血益血，以收耗散之气，则愈矣。

滋阴地黄丸

熟地黄一两　生地黄一两半，酒制，焙干　柴胡八钱　天门冬去心，焙
炙甘草　枳壳各三钱　人参二钱　黄连三钱　地骨皮二钱　五味子三钱
黄芩半两　当归身五钱，水洗净，酒拌，焙

《内经》云：热淫所胜，平以咸寒，佐以苦甘，以酸收之。以黄连、黄芩大苦寒，除邪气之盛，为君；当归身辛温，生熟地黄苦甘寒，养血凉血，为臣；五味子酸寒，体轻浮，上收瞳子之散大，人参、甘草、地骨皮、天门冬、枳壳苦甘寒，泻热补气，为佐；柴胡引用为使也。

---

① 炕：原作"亢"，据文义改。

上件为细末，炼蜜为丸如绿豆大。每服百丸，温茶清送下，食后，日进三服，制之缓也。大忌食辛辣物而助火邪，及食寒冷物损胃气，药不能上行也。

益阴肾气丸　此壮水之主，以镇阳光。

熟地黄三两　牡丹皮五钱　生地黄四两，酒制，炒　泽泻二钱半　当归尾生，去土，酒制　山茱萸各半两　茯苓二钱半　柴胡　五味子　干山药各五钱

上件为细末，炼蜜为丸如桐子大，朱砂为衣。每服五七十丸，盐汤送下，空心。

羌活退翳丸　治内障，右眼小眦青白翳，大眦微显白翳，脑痛，瞳子散大，上热恶热，大便涩时难，小便如常，遇天热暖处，头痛睛胀，能食，日没后天阴则昏暗，此证亦可服滋阴地黄丸。

熟地黄八钱　生地黄酒制　当归身酒制，焙　黄柏各半两，酒制　川芎三钱　芍药一两三钱　防己二钱，酒制　知母三钱，酒制　丹参半两　茺蔚子半两　牡丹皮三钱　寒水石一钱，生用　柴胡半两　羌活三两　黑附子一钱，炮

上为细末，炼蜜为丸如小豆大。空心，每服五七十丸，白汤送下；如消食未尽，候饥时服之。忌语言，随后以食压之。

圆明膏　治内障生翳及瞳子散大，皆劳心过度，因饮食失节之所致也。

柴胡五钱　麻黄微捣，五钱，去节　当归身三钱　生地黄半两　黄连五钱　甘草二钱　诃子皮二钱，湿纸裹煨

上七味，先以水二碗，熬麻黄至一碗，掠去沫，外六味各咬咀如豆大，筛去末，秤毕入在内同熬，滴入水中不散，入去沫蜜少许再熬，勤如常点之。

百点膏　张济明眼病翳六年，以至遮瞳仁，视物不明，如觉云气遮障，时值暑热大作，点此药五七日，翳退去一半。

黄连_{拣净，二钱，剉麻豆大}　以水一大碗，熬至半碗，入下项药：

当归身　甘草_{六分}　防风_{八分}　蕤仁_{去皮尖，三分}

上件各剉如麻豆大，蕤仁另研如泥，同熬，滴水中不散，入去沫蜜少许，再熬少时为度，令病人心静点之，至目微痛为度，日点五七次，临卧，尤疾效，名之曰百点膏。但欲多点，使药力相继也。

吹云膏　治视物睛困无力，隐涩难开，睡觉多眵，目中泪下，及迎风寒泣下，羞明畏日，常欲闭目，喜在暗室塞其户牖，翳膜岁久遮睛，此药多点神效。

黄连_{三钱}　生地黄_{一钱半}　生甘草_{六分}　青皮_{四分}　柴胡_{五分}　升麻_{三分}　荆芥穗_{一钱，微取浓汁}　当归身_{六分}　蕤仁_{三分}　连翘_{四分}　细辛叶_{一分}　防风_{四分}

已上药剉如麻豆大，除连翘外，用澄净水二碗，先熬余药去半碗，入连翘，同熬至一大盏许，去滓，以银盏内，以文武火熬至入水滴成珠不散，入炼去沫熟蜜少许，熬匀点之。

复明膏　治足太阳寒水膜子遮睛，白翳在上，视物不明。

椒树西北根、东南根_{各二分}　正麻黄_{去根节，三分}　羌活_{七分}　黄连_{三分}　当归身_{六分}　防风_{三分}　生甘草_{四分}　柴胡　升麻　生地黄_{各三分}　蕤仁_{六个}　藁本　汉防己_{各二分}

上用净水一大碗，先煎汉防己、黄连、生甘草、当归、生地黄，煎至一半，下余外药，再煎至一盏，去滓，入银盏内，再熬之，有力为度。

广大重明汤　治两目睑赤肿，楞生疮，目多眵泪，隐涩难开，及热肿痛并稍赤，及眼睑痒极，抓之至破烂赤肿，痛不可忍。

草龙胆　防风　生甘草　细辛_{各一钱}

上件咬咀如麻豆大，内甘草，不剉，只作一锭①，先以水一碗半，煎草龙胆一味至一半，再入余三味，煎至少半碗，滤去滓，用清带热

---

① 锭：原作"定"，据《兰室秘藏》卷上"眼耳鼻门"改。

洗，以重汤坐令热，日用五七次，但洗毕少合眼，须臾许开，努肉泛长及痒亦验。

防风饮子 治倒睫拳毛。

黄芪　炙甘草　人参各一钱　葛根半钱　防风半钱　当归身七分半　细辛叶　蔓荆子各三分

上件剉如麻豆大，都作一服，水二盏，煎至一盏，去滓温服，食后，避风寒服之。

夫眼生倒睫拳毛者，两目紧急皮缩之所至也。盖内复热致阴气外行，当去其内热并火邪。眼皮缓则眼毛立出，翳膜亦退，用手法攀出内睑向外，速以三棱针出血，以左手爪甲迎其针锋，立愈。

治目眶岁久赤烂，俗呼为赤瞎是也。当以三棱针刺目框外，以泻湿热，立愈。

龙胆饮子 治疳眼流脓，生疳翳，湿热为病，神效。不治寒湿为病。

炒黄芩三钱　蛇退皮半钱　麻黄一钱半　青蛤粉　羌活　草龙胆各三钱　谷精草半钱　升麻二钱　川郁金　炙甘草各半钱

上为细末。每服二钱，食后，茶调服。

碧天丸 治目疾累服寒凉药不愈，两眼蒸热，有如火熏，赤而不痛，红系血脉，满目贯睛，瞀闷昏暗，羞明畏日，或上下睑赤烂，或不伏风土，而内外眦皆破，洗之，大有神效。

瓦粉炒，一两　铜绿七分，为末　枯三矾二分

上先研白矾、铜绿令细，旋旋入粉，同研匀，热水和之，共为百丸。每用一丸，热汤半盏，浸一两时辰，洗至觉微涩为度，合半时许，洗毕，瞑目便睡，又妙。又名一井珠丸。一丸可洗十日，如再用，汤内坐令热。此药治其标，为里热以去矣。若里实者，此药不宜。

搐药碧云散

青黛一钱半　蔓荆子　川芎各一钱二分　郁金一钱　石膏一钱三分　细辛一钱　薄荷叶二钱　芒硝一钱　红豆一个

上为细末。口噙水，鼻内搐之。

能远视不能近视者，阳气不足，阴气有余也，乃气虚而血盛也。血盛者，阴火有余；气虚者，气弱也。此老人桑榆之象也。能近视不能远视者，阳气有余，阴气不足也，乃血虚气盛。血虚气盛者，皆火有余，元气不足。火者，元气、谷气、真气之贼也。元气来也徐而和，细细如线；邪气来也紧而强，如巨川之水不可遏。

地芝丸　治目不能远视能近视，或亦妨近视，及大厉风成癞，悉皆治之。

生地黄_{四两，焙干秤}　天门冬_{四两，去心秤}　枳壳_{二两，麸炒，去穰秤}　甘菊花_{二两，去枝秤}

同为细末，炼蜜为丸如桐子大。茶清送下百丸，温酒亦可，食后。

定志丸　治眼不能近视，反能远视者。方见《和剂局方》中。

绿翳瞳肿治验

王峰学士魏邦彦夫人目翳暴生，从下而起，其色绿，肿痛不可忍。先师曰：翳从下而上，病从阳明来也。绿非五色之正色，殆肺肾合而为病耶。乃就画家以墨调腻粉合成色谛视之，曰与翳色同矣，肺肾为病者无疑矣。乃泻肺肾之邪，而以入阳明之药为之使，既效，而他日复病作者三，其所从来之经与翳色各异，乃以意消息之。曰：诸脉者皆属于目，脉病则目从之，此必经络不调，即目病未已也。问之果然，因如所论者治之，疾遂不作。

【点评】

1. 目疾病理及标本之治

五脏六腑之精皆上注于目，而五脏六腑之精气来源于脾的运化功能，脾运正常则化生气血津液精气，脾虚精亏血虚，不能上灌脑窍睛空，致目不能视；心主神，为君主之官，情志扰动，心君之火上炎，则神志不安，目不能清明。故治目者当治其本，即健脾助运，养心安神，"不理脾胃及养血安神，治标不治本，是不明正理也"。东垣治眼病，以调理心脾为本，治目为标，其治疗思路迥异于常人。

2. 辨治立方

东垣治眼病，以补脾升阳为主，清心泻火、养阴安神居次，体现治本之法。制方辛散与收敛配伍，如辛散的风药柴胡、防风、羌活、独活与酸敛的五味子、白芍药等同用；寒热相辅，黄连、黄柏苦寒与防风、羌活辛热同用；同时兼用活血药如当归等，明目去翳药如草决明、石决明。治倒睫多以辛散温通之药，治瞳仁散大多以酸敛之品。从其方药及治验分析，升阳药用的过多可能出现上重、脚步轻浮的情况，此时可佐加滋阴降火的药以阴制阳。

辨治注重阴阳二方面调和，诸方或补脾升阳，或滋阴益血，根据辨证的不同而异。以健脾升阳为主之方，如冲和养胃汤、益气聪明汤、升阳柴胡汤、人参补胃汤、补阳汤。以清泻君相之火及肝胆为主之方，如泻热黄连汤、连翘饮子；清利湿热者，如龙胆饮子；以益阴降火治阴虚火旺者，如连柏益阴丸、滋阴地黄丸、益阴肾气丸、羌活退翳丸等。

3. 内服与外用

东垣治眼病，内服、外用兼施，外用有点眼、洗眼，亦有三棱针外刺之法。

鼻　门

鼻不闻香臭论

《金匮真言论》云：西方白色，入通于肺，开窍于鼻，藏精于肺。

夫十二经脉，三百六十五络，其气血皆上走于面而走空窍，其精阳之气上走于目而为精，其别气走于耳而为听，其宗气上出于鼻而为臭。《难经》云：肺气通于鼻，则能知香臭矣。夫阳气、宗气者，皆胃中生发之气也。其名虽异，其理则一。若因饥饱劳役损伤，脾胃生发之气既弱，其营运之气不能上升，邪害空窍，故不利而不闻香臭也。宜养胃气，使营运阳气，宗气上升，鼻则通矣。又一说，《难经》言心主五臭，肺主诸气。鼻者肺之窍，反闻香臭何也？盖以窍言之，肺也；以用言之，心也。因胃气失守，寒邪客于面，鼻亦受之，心不能为用，而不闻香臭。故《经》曰心肺有病，鼻为之不利。洁古老人云视听明而清凉，香臭辨而温暖者是也。治法宜先散寒邪，后补卫气，使心肺之气交通，则鼻利而闻香臭矣。

丽泽通气汤　治鼻不闻香臭。

羌活　独活　防风　升麻　葛根各三钱　麻黄不去节，一钱，冬月加之川椒一钱　苍术三钱　炙甘草二钱　黄芪四钱　香白芷一钱

上㕮咀，每服五钱，水二大盏，生姜三片，枣二枚，葱白三寸，同煎至一盏，去滓，稍热服，食远。忌一切冷物，及风寒凉处坐卧行立。

温肺汤　治鼻不闻香臭，眼有眵泪。

升麻　葛根一钱　黄芪二钱　炙甘草一钱　麻黄四钱　丁香二分　羌活　防风各一钱

上件为粗末。分作二服，水二盏，葱白二握，同煎至一盏，去滓，稍热，食后服。

温卫汤　治鼻不闻香臭，目中溜火，气寒血热，冷泪多，脐下阴汗，足痿弱。

黄芪一钱　人参　炙甘草各半钱　陈皮　青皮各三分　木香三分　苍术　升麻各一钱　白芷　防风各半钱　知母一钱　黄连三分　黄柏　泽泻各半钱　柴胡　羌活各一钱　当归身一钱半

上咬咀，都作一服，水二盏，煎至一盏，去滓温服，食前，日晴明服之。

御寒汤 治寒邪伤于皮毛，令人鼻塞，咳嗽上喘。

黄柏二分　黄芪一钱　人参半钱　炙甘草　款冬花各三分　羌活　黄连各二分　白芷　防风各三分　陈皮五分　佛耳草三分　升麻半钱　苍术七分

上咬咀如麻豆大，都作一服，水二大盏，煎至一盏，去滓，稍热服。

温卫补血汤 治耳鸣，鼻不闻香臭，口不知谷味，气不快，四肢困倦，行步不正，发脱落，食不下，膝冷，阴汗，带下，喉中吢吢，不得卧，口舌嗌干，大息，头不可以回顾，项筋紧，脊强痛，头旋眼黑，头痛，呵欠嚏喷。

升麻四分　柴胡三分　生地黄一分　苍术二分　白术一分　当归身二分半　生甘草半钱　炙甘草三分　王瓜根　牡丹皮　橘皮　吴茱萸各三分　人参三分　丁香一个　藿香一分　黄芪一钱二分　地骨皮三分　黄柏一分

上咬咀，都作一服，水二大盏，煎至一盏半，去滓，稍热服，食前。一方桃仁三个、葵花七朵。

【**点评**】肺司呼吸，开窍于鼻，肺为臭之体，心为臭之用，心肺之气不利，则鼻不闻香臭；宗气上出于鼻而为之臭，阳气、宗气不能上达，则鼻不闻香臭。不论心肺之气或是宗气，皆出于脾胃营运之气，"阳气、宗气者，皆胃中生发之气"，劳倦伤脾致脾胃失运，不能化生卫气、宗气，则气不能上达，而鼻不闻香臭，"因饥饱劳役损伤，脾胃生发之气既弱，其营运之气不能上升，邪害空窍，故不利而不闻香臭也"。故鼻病的病机是脾虚失运，感受外寒，肺卫郁闭，宗气、阳气不能上营。其治疗当从本治，即健脾益气，同时发散寒邪，宣达肺气。

东垣诸方如温肺汤、温卫汤、御寒汤、温卫补血汤皆体现温卫散寒的功用，"法宜先散寒邪，后补卫气，使心肺之气交通，则鼻利而闻香臭"。制方以风药发散寒邪，宣达肺卫，通鼻利窍，药如羌活、独活、防风、升麻、葛根、麻黄、白芷；同时益气健脾，固护肺卫，药如黄芪、人参、白术、炙甘草；苍术不但健脾，且有燥湿之功；用丁香、藿香芳香开窍，理气去湿。寒热错杂，或有湿热者，加黄连、黄柏、知母、泽泻，如温卫汤；兼咳喘，加陈皮、款冬、佛耳草。

东垣试效方卷第六

牙齿门

牙齿论

论曰：夫齿者肾之标，口者脾之窍。诸经多有会于口者，其牙齿是也。手、足阳明之所过，上断隶于坤土，乃足阳明胃之脉贯络也，止而不动；下断嚼物动而不休，手阳明大肠之脉所贯络也。手阳明恶寒饮而喜热，足阳明喜寒饮而恶热，其病不一。牙者，肾之标，亦喜寒，寒者坚牢。为病不同，热甚则齿动断断，袒脱作痛不已，故所治疗不同也。有恶寒而作痛者；有恶热而作痛者；有恶寒又恶热而作痛者；有恶寒饮少热饮多而作痛者；有恶热饮少寒饮多而作痛者；有牙齿动摇而作痛者；有齿袒而为痛者；有齿断为疳所蚀缺少，血出为痛者；有齿断肿起为痛者；有脾胃中有风邪，但觉风而作痛者；又有牙上多为虫所蚀，其齿缺少而色变，为虫牙痛者；有胃中气少，不能于寒袒露其齿作痛者；有牙齿疼痛，而秽臭之气不可近者。痛既不一，岂可一药而尽之哉？

羌活散 治客寒犯脑，风寒湿脑痛，项筋急，牙齿动摇，肉断袒脱，疼痛苦楚。

麻黄去节根，三两 羌活一钱半 防风三分半 藁本三分 细辛少许 升麻半钱 柴胡半两 当归身六分 苍术半钱 白芷 桂枝三分 骨灰二钱，即羊胫骨灰也 草豆蔻一钱上为细末，先用温水漱口净，擦之，其痛立止。

草豆蔻散　治寒多热少，牙疼痛。

草豆蔻一钱三分，不去皮　黄连一钱半　升麻二钱半　细辛叶二分　骨灰半钱　当归六分　防风二分　熟地黄半钱

上为细末，擦之同前。

麻黄散　治冬时风寒湿头痛，项筋急，牙齿动摇疼痛。

麻黄不去节，二钱　羌活一钱半　防风　藁本　骨灰各三分　细辛少许　升麻　黄连　草豆蔻各一钱　当归六分　熟地黄六分　生地黄二钱　草龙胆二钱，酒制

上为细末，依前擦之。

麝香散　治热多寒少，牙露根肉，断脱血出，齿动欲落，大作疼痛，妨食，忄凉少，忄热多。

麻黄根一分　草豆蔻一钱半，不去皮　益智二分半　当归三分　升麻一钱　熟地黄二分　生地黄三分　黄连一钱半　人参三分　麝香少许　汉防己三分，酒制　骨灰二钱

上为细末，依前擦之。

白芷散　治大寒犯脑，牙齿疼痛。

麻黄　草豆蔻各一钱半，不去皮　黄芪一钱　吴茱萸四分　藁本三分　当归半钱　羌活八分　熟地黄半钱　白芷四分　升麻一钱　桂枝二分半

上为细末。先用温水嗽净，以药擦之。

治虫散　治大寒犯脑，牙齿疼痛及风寒作痛，虫肿作痛。

麻黄一钱半，不去节　草豆蔻一钱　吴茱萸八分　黄连四分　藁本三分　黄芪一钱　羌活五分　白芷三分　当归四分　骨灰二钱　熟地黄二分　升麻一钱　桂枝一分　益智四分

上为细末。先用温水漱口净，以药擦之。

益智木律散　治寒热牙疼。

草豆蔻二钱二分　木律二分　益智半钱　升麻一钱半　骨灰半钱　黄连

四分　当归四分　熟地黄半钱

上为末用，依前。如寒多痛，不用木律。

蝎①梢散　治大寒犯脑，牙疼。

麻黄一钱半，去节　桂枝　升麻各三分　羌活半钱　防风　藁本各三分
柴胡　当归　白芷各二分　黄芪三分　骨灰二钱半　蝎梢少许　草豆蔻一钱

上为末。依前擦之，神效。

白牙散

升麻一钱　骨灰二钱　白芷七分　石膏一钱半　麝少许

上为末。先以温水嗽净，擦之尤妙。

当归龙胆散　治寒热停牙痛。

麻黄一钱　升麻一钱　白芷半钱　骨灰半钱　生地黄五分　黄连一钱
当归尾半钱　草龙胆一钱　草豆蔻一钱

上件为末，擦之如神。

牢牙地黄散　治脑寒痛及牙疼。

麻黄　黄连　骨灰各一钱　升麻一钱半　草豆蔻一钱二分　吴茱萸八分
益智四分　当归四分　藁本二分②　黄芪半钱　熟地黄　人参　羌活三分
白芷半钱　防己三分　生地黄三分

上件为末，擦之神效。

细辛散　治寒邪、风邪犯脑疼、牙痛。

麻黄三分　桂枝二分半　升麻二分　羌活一钱半　柴胡二分　防风二分
藁本三分　白芷二分　当归四分　苍术三分　细辛少许　骨灰一钱半　草豆
蔻半钱

上为末，先嗽后擦之，神妙。

立效散　治牙齿疼不可任，痛及头脑项背，微恶寒饮，大恶热

① 蝎：原脱，据《兰室秘藏》卷中"口齿咽喉门"补。
② 二分：原脱，据《兰室秘藏》卷中"口齿咽喉门"补。

饮。其上、中、下三部阳虚阴盛，是五脏内盛，而六腑阳道脉微小，小便滑数。

防风_{一钱}　升麻_{七分}　炙甘草_{三分}　细辛叶_{二分}　草龙胆_{四分，酒制}

上咬咀如麻豆大，都作一服，水一盏，煎至五分，去滓，以匙抄在口中，煤痛处，待少时立止。如多恶热饮，更加草龙胆一钱。此法不定，随寒热多少临时加减。若更恶风作痛，加草豆蔻半钱、黄连半钱，却勿加草龙胆。

牢牙散　治牙断绽肉有根，牙疳肿疼，牙动摇欲落，牙齿不长，牙黄口臭。

升麻_{四分}　羌活_{一两}　草龙胆_{一两半，酒制}　羊胫骨灰_{一两}

上为末。先以温水漱口净，每用少许擦之。

【点评】肾主骨，齿为骨之余，又上下齿为阳明经所过，脾开窍于口，故口齿之病多涉肾脾及手足阳明经。其病有寒热虚实之异，故辨证而治。

若风寒入脑之齿痛者，治当用风药辛散风寒之邪，驱风止痛，药如麻黄、升麻、羌活、藁本、柴胡、白芷、细辛、桂枝等，升麻为阳明经引经药；风寒甚，客寒犯胃，用草豆蔻气热大辛，温胃散寒，或加吴茱萸；风寒兼湿者，加苍术、汉防己，或草龙胆酒制。

寒热相杂，据寒热多少，分别以风药与清热药如黄连、石膏、生地配合应用。若湿热齿痛，用草龙胆为主清热利湿。同时配合活血止痛药，如当归、麝香。牙齿不坚，加补肾药如熟地、生地。

用药内服兼外治，多用擦牙之法，用羊胫骨的骨灰。

风热牙疼治验

刘经历之内，年三十余，病齿痛不可忍，须骑马外行，口吸凉风则痛止，至家则其痛复作。家人以为祟神，祷于巫师而不能愈，遂求治于先师。师闻其故，曰：此病乃湿热为邪也。足阳明贯于上齿，手阳明贯于下齿，况足阳明多血多气，加以膏粱之味助其湿热，故为此痛。今立一方，不须骑马，常令风寒之气生于牙齿间。以黄连、胡桐泪之苦寒，新薄荷叶、荆芥穗之辛凉，四味相合而作风寒之气，治其湿热为主。以新升麻之苦平，行阳明经为使；牙齿骨之余，以羊胫骨灰补之为佐；麝香少许，入肉为引。用为细末擦之，痛乃减半。又以调胃承气汤去硝加黄连，以治其本。服之下三两行，其痛良愈，遂不复作。

清胃散　治因服补胃热药，致使上下牙疼痛不可忍，牵引头脑满面热，发大痛，足阳明之别络于脑，<small>在《针经》十五络中。</small>喜寒恶热，乃手阳明经中热盛而作也。其齿喜冷水恶热汤。

生地黄<small>三分，酒制，真者</small>　升麻<small>一钱</small>　牡丹皮<small>半钱</small>　当归<small>三分</small>　净黄连<small>三分。如连不好，更加二分，夏月倍之，无定法</small>

上为末，作一服，水盏半，煎至一半，去滓，带冷服，立已。

神功丸　治多食肉人口臭不可近，牙齿疳蚀，牙龂肉将脱，齿落，血不止。

黄连<small>净，半两，酒制</small>　缩砂<small>半两</small>　甘草<small>三钱</small>　藿香叶<small>一钱</small>　生地黄<small>三钱，酒制</small>　木香<small>一钱</small>　升麻<small>二钱</small>　当归身<small>一钱</small>　兰香叶<small>一钱。如无，藿香代之</small>

上为末，汤浸蒸饼丸如绿豆大。每服百丸至二百丸，白汤下，食远。兼治血痢及血崩，血下不止，血下褐色或紫黑色，及肠澼下血，空心服。

【点评】风热牙疼多责之阳明胃热，阳明多气多血，三阳之中阳气最盛。多食膏粱厚味，则助热蓄湿，致湿热壅盛。治法泻阳明之热，清气凉血止痛。代表方清胃散以黄连、升麻清泻阳明，生地黄、丹皮凉血，当归和血止痛。神功丸主治功效略同，更兼湿热食滞内积，用黄连、升麻清泻阳明之热；生地凉血，当归和血；因有疳积，故用缩砂、木香行气导滞；藿香、兰香芳香去湿，理气醒脾。临床上，胃火牙疼还可配伍生石膏、知母、麦冬、川牛膝等药。

腰痛门

腰痛论

《六元正纪论》曰：太阳所至为腰痛。又云：巨阳即太阳也。虚则腰背头项痛。足太阳膀胱之脉所过，还出别下项，循肩髆内，挟脊抵腰中。故为病者，项如拔，挟脊痛，腰似折，髀不可以曲，是经气虚则邪客之，痛病生矣。夫邪者，是风热寒湿燥皆能为病，大抵寒湿多而风热少。然有房室劳伤，肾虚腰痛者，是阳气虚弱不能运动故也。《经》言腰者肾之府，转摇不能，肾将败矣。宜肾气丸、鹿茸茴香丸类，以补阳之不足也。如膏粱之人，久服阳药，醉以入房，损其真阴，肾气热，肾气热则腰脊痛而不能举，久则髓减骨枯，骨枯发为骨痿，宜六味地黄丸、温肾丸、封髓丹之类，以补阴之不足也。《黄帝针经》卷第三《杂病》第八：腰痛上寒，取足太阳、阳明；腰痛上热，取足厥阴；不可以俯仰，取足少阳。盖足之三阳，从头走至足，足之三阴，从足走入腹。经所过处，皆能为痛。治之者，当审其何经所过分野，循其空穴而刺之，审其寒热而药之。假令足太阳令人腰痛，引项脊尻背如重状，刺其郄中、太阳二经出血，余皆仿此。彼执一方，治诸腰痛者，固不通矣。

丁未冬，曹通甫自河南来，有役夫小翟露居，卧寒湿地，腰痛不能转侧，两胁搐急作痛，已经月余不愈矣。《腰痛论》中说皆为足太阳、足少阴血络中有凝血作痛，间有一二证，属少阳胆经外络脉病，皆去血络之凝乃愈。其《内经》有云：冬三月，禁不得用针，只宜服药，通其经络，破其血络败血，以**川芎肉桂汤**主之。

羌活一钱半　独活半钱　柴胡　肉桂　桃仁去皮尖,研　当归尾　苍术　炙甘草各一钱　炒曲半钱　防风三分　汉防己酒制,三分　川芎一钱

上咬咀,作一服,好酒三盏,煎至一盏,去滓温服。早饭后、午饭前,数服良愈,宜温暖处服之。

独活汤　治因劳役,腰痛如折,重沉如山。

羌活　防风　独活各三钱　炙甘草二钱　肉桂三钱　当归半两　桃仁三十个　连翘半两　防己一两,酒制　黄柏一两,酒制　泽泻三钱　煨大黄三钱

上咬咀,每服半两,酒半盏,水一盏半,煎至一盏,去滓热服,立愈。

麻黄复煎散　治阴室中汗出,懒语,四肢困倦无力,走注疼痛者。乃下焦伏火而不得伸浮,为之燥湿①汗出也。困倦疼痛者,风湿相搏,一身尽痛也。当去风湿,脉中邪,以升阳发汗,渐渐发之;火郁乃湿在经者,亦宜发汗,况正值季春之月,脉缓而迟,尤宜发汗,令风湿去而阳升。以此困倦即退,气血俱得生旺也。

麻黄二钱,去节,微捣,水五大盏,先煎令沸,去沫,煎至三盏,入下项,再煎　柴胡半钱　防风半钱　杏仁三个　黄芪二钱　黄柏一钱　生地黄半钱

上件剉如麻豆大,都作一服,入麻黄汤内,煎至一盏,临卧服之,勿令食饱,取渐次有汗则效。

苍术复煎散　治寒湿相合,脑右痛,恶寒,项筋脊骨强,肩背胛眼痛,膝膑痛,无力行步,身沉重。

苍术四两,水二碗,煎至二大盏,去滓,再入下项药　羌活一钱　升麻　柴胡　藁本　泽泻　白术各半钱　黄皮三分　红花少许

上件剉如麻豆大,先煎苍术汤二盏,复煎下项药,至一大盏,去滓热服,空心服之,取微汗为效。忌酒与湿曲类。

---

① 浮,为之燥湿:《兰室秘藏》卷中"腰痛门"作"浮而躁热"。

苍术汤　治湿热腰腿疼痛。

苍术_{三钱，去湿止痛}　柴胡_{二钱，行经}　黄柏_{一钱。始得之时寒也，久不愈，}_{寒化为热，除湿止痛}　防风_{一钱，风胜湿}

上件作一服，水二盏，煎至一盏，去滓，稍热服，空心，食前。

羌活汤　治两目如火肿痛，两足及伏兔骨筋疼痛，膝胻少力，身重腰疼，夜恶寒，痰嗽，项筋背急，目外眦，目系急，食不下。

羌活_{三分}　麻黄_{三分}　炙甘草_{二分}　生甘草_{二分}　升麻　黄皮_{酒制}　草豆蔻　当归　黄芩_{各三分}　柴胡_{二分}　生地黄_{三分}　藁本_{三分}　苏木_{二分}　苍术_{半钱}　熟地黄_{一分}　独活_{二分}　红花_{二分}

上件咬咀如麻豆大，都作一服，水二大盏，煎至一盏，去滓，稍热服，食远。

破血散痛汤　治乘马损伤，跌其脊骨，恶血流于胁下，其痛苦楚，不能转侧，妨其食饮。

羌活　防风_{各一钱}　柴胡　连翘　当归_{各二钱}　中桂_{一钱}　麝香_{少许，}_{别研}　水蛭_{炒烟尽，三钱，研}

上件分作二服，酒二大盏，水一盏，除水蛭、麝香外，另研如泥，煎余药作一大盏，去滓，上火令稍热，调二味，饥服之。

地龙散　治腰脊痛，或打扑伤损，从高坠下，恶血在太阳经中，令人腰脊或胫腨臂股中痛不可忍，鼻壅塞不通。

中桂_{四分}　桃仁_{六个}　羌活_{二钱}　独活_{一钱}　黄柏_{一钱}　麻黄_{半钱}　当归尾_{一分}　地龙_{四分}　甘草_{一钱}　苏木_{六分}

上件咬咀，每服五钱，水二盏，煎至一盏，去滓温服。

羌活苍术汤　治脚膝无力，沉重。

羌活_{三分}　防风_{一钱半}　柴胡_{七分半}　升麻_{一钱}　独活_{一钱}　葛根_{半钱}　炙甘草_{半钱}　黄芪_{二钱}　苍术_{一钱}　橘皮_{六分}　砂仁_{一钱}　黄皮_{半钱}　知母_{二钱半}　生甘草_{半钱}　草豆蔻_{半钱}

上件分作二服，每服水三盏，煎至一盏，去滓热服。

健步丸　治膝中无力，伸而不得屈，屈而不得伸，腰背腿脚沉重，行步艰难。

羌活半两　柴胡半两　防风三钱　川乌头一钱　炒滑石半两　炙甘草半两　防己一两　苦参一钱，酒制　肉桂半钱　瓜蒌根半两，酒制　泽泻三钱

上为末，酒糊丸如桐子大。每服七十丸，煎愈风汤送下，空心。愈风汤出洁古老人方论风门中。

趁痛丸　治打扑闪损，腰痛不可忍。

白莴苣子炒黄　白粟米炒黄　乳香　没药各一钱　乌梅一个

上为末，蒸饼为丸如弹子大。每服一丸，细嚼，温酒下，空心，食前。

麻黄苍术汤　治寒湿所客，身体沉重，腰痛，面色萎黄不泽。

麻黄一钱　桂枝半钱　杏仁十个　草豆蔻半钱　半夏半钱　炒曲一钱　苍术二钱　橘皮一钱　泽泻一钱　白茯苓一钱　猪苓半钱　黄芪三分　炙甘草二分

上件㕮咀如麻豆大，作一服，水二盏，煎至一盏，去滓，稍热服，食前。

补益肾肝丸　治目中溜火，视物昏花，耳聋耳鸣，困倦乏力，寝汗憎风，行步不正，两足欹侧，卧而多惊，脚膝无力，腰已下消瘦。

柴胡　羌活　生地黄炒　苦参炒　防己炒，各半钱　附子炮，一钱　肉桂一钱　当归二钱

上件为末，热水丸如鸡头仁大。每服五十丸，温水送下，食前。

【点评】

1. 病机

腰乃六经所过，经所过处皆能为痛；经气虚而外感风热寒湿燥，则可致腰痛，且外邪以寒湿多而风热少。腰为肾之府，肾阴肾阳亏虚，皆可致腰痛，如房室劳伤，损伤肾阳，可致腰痛；膏粱厚味，煎熬肾阴，阴虚火旺，亦可致腰痛，甚则髓减骨枯，可致肾痿。

2. 辨治

治疗以药物内治结合针灸外治。针灸根据腰痛的部位辨其所属经络，分经取穴，"当审其何经所过分野，循其空穴而刺之"。药物治疗则辨证施治，"审其寒热而药之"。如肾阳虚，温肾壮阳，肾气丸、鹿茸茴香丸；肾阴虚，滋阴补肾，壮腰膝，用六味地黄丸、温肾丸、封髓丹等。风寒湿腰痛当辨证治疗。

3. 制方用药

风寒湿所致腰痛，因风能胜湿，故以风药祛风散寒除湿，方如川芎肉桂汤、独活汤、羌活汤、羌活苍术汤；风寒湿中湿邪较重，则以除湿为主，如以苍术为君，苍术燥烈，既能发汗除湿，又能健脾燥湿，同时酌加健脾渗湿药，如白术、茯苓、泽泻等，如苍术复煎汤。又健步丸，以炒滑石、防己、苦参、泽泻利湿祛湿。风寒湿中寒湿郁闭，可用发汗升阳除湿之法，以麻黄为主药，如麻黄复煎汤、麻黄苍术汤。

若湿热腰痛，则用清热燥湿之方制，如苍术汤，以防风、柴胡发散风湿，黄柏、苍术组方又名二妙散，治下焦湿热。

跌打损伤，恶血瘀滞，以活血化瘀为主。方如破血散痛汤、地龙散。以当归、麝香、水蛭或地龙、苏木、桃仁活血化瘀止痛；以风药羌活、独活、防风、柴胡、麻黄、中桂发散寒邪，温经散寒。

用药以风药升阳发汗，除湿散寒，如防风、独活、羌活、柴胡、升麻、葛根、藁本、麻黄；以苦温或苦寒药燥湿渗湿，如汉防己、苦参、黄柏、苍术、泽泻；温经散寒，用肉桂、川乌；以活血药化瘀止痛，如当归尾、苏木、乳香、没药、麝香、水蛭；以入肾经药补肾壮腰，如附子、肉桂温肾暖腰，生地、熟地补肾滋阴；湿邪困脾，脾失健运，用健脾燥湿药如白术、炒曲、草豆蔻。加用连翘消肿止痛，黄皮行气除痰。

腰痛之立方大法及用药规律尽见于此。

东垣试效方卷第七

大便结燥门

大便结燥论

《金匮真言论》云：北方黑色，入通肾，开窍于二阴，藏精于肾。又云：肾主大便。大便难，取足少阴。夫肾主五液，津液润则大便如常。若饥饱劳役，损伤胃气，及食辛热味厚之物，而助火邪伏于血中，耗散真阴，津液亏少，故大便结燥。然结燥之病不一，有热燥，有风燥，有阳结，有阴结，又有年老气虚，津液不足而结者。治法云：肾恶燥，急食辛以润之，结者散之。如少阴不得大便，以辛润之。太阴不得大便，以苦泻之。阳结者散之，阴结者热之。仲景云：小便利，大便硬，不可攻下，以脾约丸润之。食伤太阴，腹满食不化，腹响然不能大便者，以苦①药泻之。大抵津液耗少而燥者，以辛润之；有物而结者，当下之。若不究其源，一概用巴豆、牵牛之类下之，损其津液，燥结愈甚。有复下复结，极则以至引导于下而不能通者，遂成不救之证，可不慎哉！

润肠丸 治脾胃中伏火，大便秘涩，或干燥，秘塞不通，全不思食，乃风结秘，血结秘，皆令闭塞也。以润燥和血疏风，自然通。

麻子仁 桃仁_{去皮尖，各一两} 羌活_{半两} 当归尾 煨大黄_{半两}

---

① 苦：原脱，据《兰室秘藏》卷下"大便结燥门"补。

上件除麻仁、桃仁别研如泥外，捣罗为末，五上火，炼蜜丸如桐子大。每服三五十丸，空心，白汤送下。

如病人不大便，为大便不通而滋其邪盛者，急加酒制大黄以利之；如血燥而大便燥干者，加桃仁、酒制大黄；如风结燥，大便不行者，加麻子仁、大黄；如风涩而大便不行者，加皂角仁、大黄、秦艽以利之；如脉涩，觉身有气涩而大便不通者，加郁李仁、大黄以除之气燥；如寒阴之病，为寒结闭而大便不通者，以《局方》中半硫丸，或加煎附子干姜汤，冰冷与之。其病虽阴寒之证，常当服阳药补之。若大便不通者，亦当十服中与一服药，微通其大便，不令闭结，乃治之大法。

若病人虽是阴证，或是阴寒之证，其病显燥，脉实坚，亦宜与阳药中少加苦寒之药，以去热燥，燥止勿加。如阴燥欲坐井中者，其二肾脉必按之虚，或沉细而迟，此易为辨耳。知有客邪之病，亦从权加药以去之。

当归润燥汤

升麻二钱　当归一钱　熟地黄一钱　生地黄二钱　甘草　大黄　桃仁泥子　麻仁各一钱　红花少许

上件除桃仁、麻仁另研如泥外，剉如麻豆大，作一服，水二大盏，入桃仁、麻仁煎至一盏，去滓，空心，宿食消尽，热服之。

导滞通幽汤　治大便难，幽门不通，上冲，吸门不开，噎塞不便，燥闭气不得下，治在幽门，以辛润之。

当归　升麻　桃仁泥各一钱　生地黄五分　红花一分　熟地黄五分炙甘草一分

上件作一服，水二盏，煎至一盏，去滓，调槟榔细末半钱，稍热服。

活血润燥丸　治大便风秘不通，常燥结。

当归一钱　防风三钱　羌活一两　大黄一两，湿纸裹煨　桃仁二两，汤泡去皮尖　麻仁二两半，二味另研入药　皂角仁烧存性，去皮，一两半，其性得湿则滑，

湿滑则燥结自除，用之勿误

上除麻仁、桃仁另研外，为细末，却同拌匀，炼蜜去沫，为丸如梧子大。每服五十丸，三两服后，大便日久不能结燥也。以磁器内盛，纸封之，无令见风。

泻湿汤 治膈咽不通，逆气里急，大便不行。

青皮二分 甘草四分 槐子二分 黄芪一钱 黄柏三分 升麻七分 生地黄三分 熟地黄三分 当归四分 桃仁二钱 苍术半钱

上件咬咀如麻豆大，作一服，另研桃仁泥，于一处同煎，水二大盏，煎至一盏，去滓，稍热服，食前。

麻黄白术散 治大便不通，三日一遍，小便黄赤，浑身肿，面上及腹犹甚，其色黄，麻木，身重如山，沉困无力，四肢痿软，不能举动，喘促，唾清水，吐哕，痰唾白沫如胶，时燥热，发欲去衣，须臾而过，振寒，项额有时如冰，额寒犹甚，头旋眼黑，目中溜火，冷泪，鼻不闻香臭，少腹急痛，当脐有动气，按之坚硬而痛。

麻黄不去节，半两 桂枝三分 杏仁四个 吴茱萸 草豆蔻各半钱 厚朴三分 炒面半钱 升麻二分 柴胡三分 白术三分 苍术三分 生甘草一钱 泽泻四分 茯苓四分 橘红三分 青皮二分 黄连一分，酒制 黄皮二分，酒制 黄芪三分 人参三分 炙甘草一分 猪苓三分

上咬咀，分作两服，水二大盏半，先煎麻黄令沸，去沫，再入诸药，同煎至一盏，去滓，稍热服，食远。

此证宿有风湿热伏于荣血之中，其木火乘于阳道，为[①]上盛元气短少，喘为阴火伤其气[②]，四肢痿，在肾水之间，乃所胜之病。今正遇冬寒，得时乘其肝木，又实其母肺金，克火凌木，是大胜必大复。其证善恐欠，多嚏，鼻中如有物，不闻香臭，目视眈眈，多悲健忘，

---

① 为：原作"之"，据《兰室秘藏》卷下"大便结燥门"改。
② 气：原脱，据《兰室秘藏》卷下"大便结燥门"补。

小腹急痛，通身黄，腹大胀，面目肿犹甚，食不下，痰唾涕有血，目眦疡，大便不通，只两服皆已。

【点评】

1. 辨证及立法

大便结燥 { 热燥，风燥；
阳结，阴结；
年老气虚，津液不足而结燥

辨治 {
阴虚血燥便秘：养血滋阴润燥——"少阴不得大便，以辛润之"
热盛结实便秘：苦寒通泄——"太阴不得大便，以苦泻之"
阳结者散之——热实散之
阴结者热之——寒实助阳

2. 立方

养血滋阴润燥——润肠丸、当归润燥汤、导滞通幽汤、活血润燥丸

升阳泻湿——升阳泻湿汤

通阳散寒开结——半硫丸加附子干姜汤，"阳药中少加苦寒之药，以去热燥，燥止勿加"。

3. 风药的应用

风药升散开结，结燥者加以风药之辛散，可助其开结通便。若风燥便秘，风药更在应用之列。东垣诸方多有羌活、升麻风药，如当归润燥汤、导滞通幽汤皆有升麻；活血润燥丸治风秘燥结，用当归、大黄、桃仁、麻子仁、皂角仁养血润燥滋阴，用防风、羌活疏风散结；润肠丸以当归、麻子仁、桃仁、大黄通下，更加羌活疏风散结，诸药共奏"润燥和血疏风"之功。

痔漏门

痔漏论

《生气通天论》云：因于饱食，筋脉横解，肠澼为痔。夫大肠者，庚也。主津，本性燥清，肃杀之气，本位主收，其所司行津，以从足阳明，旺则生化万物者也。足阳明为中州之土，若阳衰亦殒杀万物，故曰万物生于土，而归于土者是也。以手阳明大肠司其化焉。既在西方，本位为之害蜚，司杀之府，因饱食、行房忍泄，前阴之气归于大肠，木乘火势，而侮燥金，故火就燥也。大便必秘。其疾甚者，当以苦寒泻火，以辛温和血润燥，疏风止痛，是其治也。

秦艽白术丸　治痔疾，并痔漏有脓血，大便燥硬而作疼痛不可忍。

秦艽一两，去芦　当归尾半两，酒制　桃仁一两，汤浸，去皮尖，另研　地榆三钱　枳实麸炒，半两　皂角仁一两，烧存性，去皮　泽泻半两　白术半两

痔漏之病，乃风热湿燥为之也，以秦艽、当归尾辛温，和血润燥，疏风止痛，桃仁润血；以皂角仁除风燥，以地榆破血，为下使，以枳实之苦寒，补肾以下泄胃实；以泽泻之淡渗，使气归于前阴，以补清燥受胃之湿邪也；白术之苦甘，以苦补燥气之不足，其甘味泻火而益元气也。故曰甘寒泻火，乃假枳实之寒也。古①人用药，为下焦如渎。又曰：在下者引而竭之。多为大便秘涩，以大黄推去之；其津血益不足，以当归和血，及油润之剂，则大便自然软利矣。宜作剉汤以与之，是下焦有热，以急治之之法也。以地榆恶人而坏胃，故宿食消尽，空心，作丸服之。

---

① 古：原作"故"，据《兰室秘藏》卷下"痔漏门"改。

上同为细末，和桃仁泥子研匀，煎熟汤，白面糊为丸如鸡头仁大，令药光滑，焙干，每服百丸，白汤送下，空心，宿食消尽服之，待少时，以美膳压之。忌生冷硬物、冷水菜之类，并湿面、酒及五辣辛热、大料物之类，犯之则药无验矣。数服而愈。

肠风痔漏者，总辞也，分之则异。若破者为之痔漏。大便大涩，必作大痛。此由风热乘食饱不通，气逼大肠而作也。受病者，燥气也。为病者，胃热也。胃刑大肠，则化燥火，以乘燥热之实，胜风附热而来，是湿、热、风、燥四气而合。故大肠头成块者，湿也；作大痛者，风也；作大便燥结者，主病兼受火邪也。去此四者，其西方肺主诸气，其体收下，亦助病为邪，须当破气药兼之，治法全矣。以剉汤与之，其效如神速，秦艽苍术汤主之。

秦艽苍术汤

秦艽一钱，去苗　泽泻三分　苍术七分　防风二分　大黄少许。虽大便过涩，亦不可多用　桃仁汤浸，去皮尖，一钱，另研细　皂角仁烧存性，去皮，一钱，另研细，调下　当归尾三分，酒制　黄柏去皮，酒制，五分。若大肠头沉重者，湿胜也，更加之；如天气大热，或病人燥热者，喜冷，以意加之　槟榔梭身，一分，细末，调服之

上件除槟榔、桃仁、皂角仁三味外，呚咀如麻豆大，慎勿作末，都作一服，水五盏，煎至一盏二分，去滓，入槟榔等三味，再上火煎至一盏，空心，候宿食消尽热服之，待少时，以美膳压之，不犯胃也。服药日，忌生冷硬物、冷菜之类，及酒、湿面、大料物、干姜之类，犯之其药无效。如有白脓，加白葵花五朵，去萼。青皮半钱，不去白。入正药中同煎，又用木香三分，为细末，同槟榔等三味，再上火同煎，依上法服饵。古人治此疾，多以岁月除之，此药一服而愈，若病大者，再服而愈。

七圣丸　治大肠疼痛不可忍。叔和云：积气生于脾脏傍，大肠疼痛阵难当，渐交稍泻三焦是，莫谩多方立纪纲。

羌活一两　槟榔　木香　川芎　桂去皮，已上各半两　大黄八钱，煨
郁李仁汤浸，去皮，另研，一两半

上件除郁李仁另入外，为极细末，炼蜜为丸如桐子大。量病人虚实，临时斟酌丸数，白汤送下，取大便微利，一服而愈。切禁多利大便，大便大行，其痛滋甚。

秦艽防风汤　治痔漏，每日大便时发疼痛，如无疼痛，非痔漏也，此药主之。

秦艽　防风　当归身　白术已上各一钱半　黄柏五分　橘皮三分　炙甘草六分　红花少许　桃仁三十个　煨大黄三分　升麻二分　柴胡二分　泽泻六分

上件剉如麻豆大，都作一服，水三大盏，煎至一盏，去滓，稍热，空心服之，避风寒。忌房事、酒、湿面、大辛热物，及当风寒处大便。

当归郁李仁汤　治痔漏，大便硬，𪗱，大肠下垂，多血，苦痛不能任。

皂角仁一钱，另为细末，煎成调服　郁李仁一钱　麻子仁一钱半　秦艽一钱半　苍术半钱　当归尾半钱　泽泻三分　煨大黄三分　生地黄半钱　枳实七分

上件㕮咀，水三大盏，煎至一盏，去滓，空心，宿食消尽服之。忌风寒处大小便。

秦艽羌活汤　治痔漏成块，下垂疙瘩，不任其痒。

升麻半钱　柴胡半钱　黄芪一钱　炙甘草半钱　防风七分　藁本三分　细辛少许　红花少许　羌活一钱二分　秦艽一钱　麻黄半钱

上件剉如麻豆大，都作一服，水二盏，煎至一盏，去滓，空心服之。忌禁如前。

红花桃仁汤　治痔疾经年，因饱食筋脉横解，肠澼为痔，当去其筋脉横解，破血络是也。治法当补北方泻中央。

生地黄一钱　当归尾半钱　桃仁十个　红花半分　汉防己半钱　黄柏一钱半　猪苓半钱　泽泻八分　防风半钱　麻黄不去根，二分　苍术六分

上件剉如麻豆大，都作一服，水三大盏，煎至一盏，去滓，食前，热服之。忌禁如前。

秦艽当归汤 治痔漏，大便燥结疼痛。

秦艽一钱 当归尾半钱 桃仁二十个 红花少许 枳实一钱 煨大黄四钱 泽泻半钱 白术半钱 皂角仁半钱

上件剉如麻豆大，都作一服，水三大盏，煎至一盏，去滓，稍热服，食前。

【点评】肠风痔漏总为一病，破者为痔漏。其为病在胃与大肠，饮食不节，饱食无度，风热乘食饱不通，而气逼大肠，"胃刑大肠，则化燥火，以乘燥热之实，胜风附热而来，是湿热风燥四气而合"，故痔漏乃风热湿燥所为。治宜疏风泄热去湿润燥；又因肺与大肠相表里，肺主气，加用理气去滞之法，"当以苦寒泻火，以辛温和血润燥，疏风止痛"。

其治法及用药如下：

疏风散邪：以风药疏风散邪，风药常用的是秦艽，其次是防风、升麻、柴胡、藁本、麻黄，如秦艽白术汤、秦艽苍术汤、秦艽防风汤、秦艽羌活汤、秦艽当归汤、当归郁李仁汤、七圣丸。

养血润燥、活血通络、凉血和血：用当归、桃仁、川芎、生地，"以当归和血，及油润之剂，则大便自然软利"；活血为主则用当归尾、红花；血热用凉血清热药如生地、地榆。

润肠通便、苦寒泻下：大便燥结，除养血润燥外，还用润肠通便之药，如郁李仁、皂角仁、麻子仁。结实不通，用煨大黄通腑泻热。

健脾去湿：苍术、白术、黄柏、泽泻、汉防己。

理气破滞：木香、槟榔、枳实、橘皮。

泻痢肠澼门

泻痢肠澼论

《太阴阳明》云：食饮不节，起居不时者，阴受之。阴受之则入五脏，入五脏则䐜满闭塞，下为飧泄，久为肠[①]澼也。又云[②]：春伤于风，夏生飧泄。又云：湿胜则濡泻。夫脾胃者，同湿土之化，主腐熟水谷，胃气和平，饮食入胃，精气则输于脾，上归于肺，行于百脉，而成荣卫也。若饮食一伤，起居不时，损其胃气，而上升精华之气反下降，是为飧泄，久[③]则太阴传[④]少阴而为肠澼。假令伤寒饮食，䐜满而传飧泄者，宜温热之剂以消导之；伤湿热之物而成脓血者，宜苦寒之剂以内疏之。风邪下陷者，升举之；湿气内胜者，分利之。里急者下之，后重者调之，腹痛者和之。洞泻肠鸣，无力，不及拈衣，其脉弦细而弱者，温之收之；脓血稠黏，数至圊而不能便，其脉洪大而有力者，寒之下之。大抵治病，当求其所因，细察何气所胜，取相克之药平之，随其所利而利之，以平为期，此治之大法也。如泄而脉大，肠澼下血，脉悬绝涩者，皆难治；滑大柔和者，易治。故叔和云：下痢微小得延生，脉大洪浮无差日。正谓此也。

癸卯岁冬十月，小雪薄冰，天令应时，白枢判家一老仆，面尘脱色，神气特弱，病脱肛日久，服药未验，近日复下赤白脓痢，作里急后重，白多赤少，不任其苦。先师料曰：此非肉食膏粱，必多蔬食，或饮食不节，天气应时，衣盖犹薄，寒侵形体，乃寒滑气泄不固，故

---

① 肠：原作"脓"，据《素问·太阴阳明论》改。
② 又云：以下引文见《素问·阴阳应象大论》。
③ 久：原作"多"，据《玉机微义》卷六"泄泻门"引东垣文改。
④ 传：原作"付"，据《医方类聚》卷二引《东垣试效方》改。

形质下脱也。当以涩去其脱而除其滑，微酸之气固气上收，去其下脱，以大热之剂除寒补阳，以补气之药升阳益气，是的对其证。

诃子皮散 治肠胃虚寒泄泻，米谷不化，肠鸣腹痛，脱肛，或作脓血，日夜无度。

粟壳_{去蒂盖，蜜炒，半钱} 诃子_{去核，七分，煨} 干姜_{炮，六分} 橘皮_{半钱}

《本草》"十剂"云：涩可去脱。以粟壳之酸微涩，上收固气去脱，主用为君也；以诃子皮之微酸，上收固血，治其形脱，橘皮微苦温，益真气升阳为之使；以干姜大太辛热之剂，除寒为臣。

上件为细末，分作二服，每服二盏水，煎至一盏，和滓热服，空心，再服全愈。

除湿热和血汤 治肠澼下血，另作一派，其血唧出有力，而远射四散如筛。仲春中旬，下二行，腹中大作痛，乃阳明气冲热毒所作，当升阳，去湿热，和血脉，是其治也。

生地黄_{半钱} 牡丹皮_{半钱} 白芍药_{一钱半} 生甘草_{半钱} 熟甘草_{一钱} 黄芪_{一钱} 升麻_{七分} 当归身_{三分} 苍术 秦艽 橘皮 肉桂 熟地黄_{各三分}

上件㕮咀，都作一服，水四盏，煎至一盏，去滓，空心，宿食消尽服之，稍热，立效。

升麻补胃汤 治宿有阳明血证，五月间大热，因吃杏，肠澼下血唧远去，四下散漫如筛，腰沉沉然，腹中不痛，血色紫黑，病名曰湿毒肠澼，是阳明、少阳经血证也。

升麻 羌活_{各一钱} 独活 防风_{各半钱} 柴胡_{半钱} 葛根_{三分} 肉桂_{少许} 牡丹皮 熟地黄 生地黄_{各五分} 白芍药_{一钱半} 当归身_{三分} 黄芪_{一钱} 炙甘草_{五分}

上件㕮咀如麻豆大，分作二服，每服水二大盏，煎至一盏，去滓，稍热服，食前。

槐花散 治肠澼下血，湿毒下血。

槐花六分　青皮六分　当归身一钱　荆芥穗六分　升麻一钱　熟地黄六分　川芎四分　白术六分

上件为细末。每服二钱或三钱，米饮清调下，食前。忌酒、湿面、生冷物。

益智和中汤　治肠澼下红血，或色深者紫黑，腹中痛，腹皮恶寒，右三部脉中指下得俱弦，按之无力，关脉弦甚紧，肌表阳明分凉，腹皮热而喜热物熨之，内寒明矣。

升麻一钱　葛根半钱　白芍药一钱半　炙甘草一钱　桂枝四分　益智仁半钱　当归身一钱　黄芪一钱　牡丹皮半钱　柴胡半钱　半夏半钱　干姜少许　肉桂一分

上件为粗末，都作一服，水三大盏，煎至一盏，去滓温服，一服，食前。

和中益胃汤　治太阴、阳明腹痛，大便常泄，若不泄却秘而难见，在后传作湿热毒，下鲜红血，腹中微痛，胁下急缩，脉缓而洪弦，中之乍得，按之空虚。

熟地黄三分　当归身酒制，四分　升麻半钱　苏木一分　藁本二分　炙甘草三分　柴胡半钱　益智二分

上件都作一服，水三盏，煎至一盏，去滓，空心温服，一服而愈。

茯苓汤　治因伤冷饭，水泄，一夜约走十行，变作白痢，次日，其痢赤白，腹中疞痛，减食，热燥，四肢困倦，无力以动。

茯苓六分　泽泻一钱　当归身四分　苍术二分　生姜二分　肉桂五分　猪苓六分　炙甘草半钱　升麻二钱　芍药一钱半　黄芩三分，生用　柴胡二分

上件㕮咀，分作二服，每服水二大盏，煎至一盏，去滓，稍热服，食前。

黄芪补胃汤　治一日大便三四次，溏而不多，有时作泄，腹中鸣，小便黄。

黄芪三分　炙甘草二钱　升麻六分　橘皮三分　当归身三分　益智仁三分　柴胡三分　红花少许

上件㕮咀，分作二服，水二大盏，煎至一盏，去滓，稍热服，食前。

升阳除湿汤　自下而上者，引而去之。

升麻半钱　柴胡半钱　羌活半钱　苍术一钱　炙甘草三分　神曲半钱　猪苓半钱　陈皮三分　大麦蘖面三分　防风半钱　泽泻半钱

如胃寒肠鸣，加益智仁半钱，半夏半钱，生姜、枣同煎，非肠鸣不得用。

上件都作一服，水二盏，煎至一盏，去滓，早饭后，稍热服。

人参益胃汤　治头闷，劳动则微痛，不喜饮食，四肢怠堕，躁热短气，口不知味，肠鸣，大便微溏黄色，身体昏闷，觉渴，不喜冷物。

黄芪二分　甘草二分　黄芩三分　陈皮半钱　柴胡三分　红花少许　当归尾二分　升麻半钱　白术三分　半夏三分　人参三分　益智二分　苍术一钱半

上都作一服，水二盏，煎至一盏，去滓，稍热服，食前。

升麻补胃汤　治因内伤服牵牛、大黄，食药致泻痢五七行，腹中大痛。

升麻半钱　柴胡半钱　当归身二分　半夏三分　干姜二分　甘草七分　黄芪半钱　草豆蔻半钱　红花少许

上件都作一服，水二盏，煎至一盏，去滓，早饭后，稍热服。

扶脾丸　治脾胃虚寒，腹中痛，溏泻无度，饮食不化。

白术二钱　茯苓二钱　橘皮一钱　大麦蘖四钱, 炒　炙甘草二钱　肉桂五分　半夏二钱　干生姜五分　诃子皮二钱　红豆一钱　干姜一钱　炒曲四钱　藿香一钱　乌梅二钱

上件为细末，荷叶烧饭为丸如桐子大。每服五十丸，食前，温水

送下。

乌梅肉丸 治肠风下血，别无余证，但登厕便见，亦非内痔，服之立效。

真僵蚕_{一两} 乌梅肉_{焙干，一两}

上为末，薄糊丸如鸡头肉大。每服百丸，食前，多用白汤送下，日三服。

【点评】泻痢肠澼乃脾胃为病，病分虚实寒热，或属脾虚不能升清，或属寒湿，或属湿热，若出现下痢脓血，则血分亦病，当辨证而治。本篇也包含泄泻。

脾胃虚寒泄泻或飧泄，当升阳益气，健脾去湿，"伤寒饮食，腹满而传飧泄者，宜温热之剂以消导之"，"风邪下陷者，升举之"，方如黄芪补胃汤、人参益胃汤、升麻补胃汤、扶脾丸；

水泄湿重，当分利水湿，"湿气内胜者，分利之"，方如茯苓汤、升阳除湿汤；

阳明热毒湿热，肠澼下血，"伤湿热之物而成脓血者，宜苦寒之剂以内疏之"，可用风药升阳去湿，凉血和血，如除湿热和胃汤"升阳去湿热和血脉"，他如升阳补胃汤、槐花散。

虚甚滑脱者，当温涩固脱，益气升阳，"涩去其脱而除其滑；微酸之气固气上收，去其下脱；以大热之剂除寒补阳；以补气之药升阳益气"，方如诃子皮散、扶脾丸。诃子皮散用诃子、粟壳酸涩固脱，橘皮、干姜温中益气升阳。

常用药：

泄泻常用风药，取其益气升阳，升阳举陷，升清降浊，如升麻、秦艽、柴胡、葛根、羌活、独活、桂枝、藁本等；风能胜湿，对于湿泄，风药的应用有其妙处，如诸方中应用风药的有升麻补胃汤、益智和中汤、升阳除湿汤、黄芪补胃汤、人参益胃汤等。

泻痢脓血，则用凉血和血药，凉血药如生地、牡丹皮、白芍药、地榆；养血和血药如当归、熟地、川芎；

里急后重，则当行气活血，"里急者下之，后重者调之，腹痛者和之。"理气药如橘皮、青皮、陈气、槟榔；

泄泻属湿邪困脾，故健脾燥湿、淡渗利水之药为常用，如苍术、白术、泽泻等；

脾虚泄泻常用温阳健脾益气之药，如益智仁、草豆蔻、黄芪；

若有积滞内积，可用消食理气去积之药，如神曲、大麦蘖、半夏；

滑泄或久泻，则用收涩之药，如诃子、粟壳、乌梅。

《活法机要·泄痢证》："除湿，则白术、茯苓；安脾，则芍药、桂；破血，则黄连、当归；宣通其气，则槟榔、木香。"

东垣试效方卷第八

小便淋闭门

小便淋闭论

三难云：病有关有格，关则不得小便。又云：关无出之由。皆邪热为病也。分在气、在血而治之，以渴与不渴而辨之。如渴而小便不利者，是热在上焦肺之分，故渴而小便不利也。夫小便者，是足太阳膀胱经所主也，长生于申。申者，西方金也，肺合生水。若肺中有热，不能生水，是绝其水之源。《经》云：虚则补其母。宜清肺而滋其化源也，故当从肺之分，助其秋令，水自生焉。又如雨如露如霜，皆从天而降下也，乃阳中之阴，明秋气自天而降下也。且药有气之薄者，乃阳中之阴，是感秋清肃杀之气而生，可以补肺之不足，淡味渗泄之药是也。茯苓、泽泻、琥珀、灯心、通草、车前子、木通、瞿麦、萹蓄之类，以清肺之气，泄其火，资水之上源也。如不渴而小便不通者，热在下焦血分，故不渴而大躁，小便不通也。热闭于下焦者，肾也，膀胱也，乃阴中之阴，阴受热邪，闭塞其流。易上老云：寒在胃中遏绝不入，热在下焦填塞不便。须用感北方寒水之化、气味俱阴之药，可除其热，泄其闭塞。《内经》云①：无阳则阴无以生，无阴则阳无以化。若服淡渗之药，其性乃阳中之阴，非纯阳之剂，阳无

---

① 《内经》云：以下引文见《素问·四气调神大论》王冰注。

以化，何能补重阴之不足也？须用感地之水运，而生太苦①之味；感天之寒药，而生大寒之气。此气味俱阴，乃阴中之阴也。大寒之气，人禀之生膀胱，大水之运，人②感之生肾。此药能补肾与膀胱。受阳中之阳，热火之邪，而闭其下焦，使小便不通也。

热在下焦小便不通治验

北京人王善甫，为京兆酒官，病小便不利，目睛凸出，腹胀如鼓，膝以上坚硬，皮肤欲裂，饮食不下，甘淡渗泄之药皆不效。先师曰：疾急矣，而非精思不能处，我归而思之。夜参半，忽揽衣而起，曰：吾得之矣。《内经》有云：膀胱者，津液之府，必气化而能出焉。渠辈已用渗泄之药，而病益甚，是气不化也。启玄子云：无阳则阴无以生，无阴则阳无以化。甘淡气薄皆阳药，独阳无阴欲化得乎？明日，以群阴之剂投之，不再服而愈。

滋肾丸　治不渴而小便闭，热在下焦血分也。

知母去皮，剉，酒制　黄柏剉，酒制，焙干，各二两　肉桂一钱

《内经》云：热者寒之。遂用知母、黄柏大苦寒为主治，肉桂辛热，与热同体，乃寒因热用也。

上件为细末，煎熟水为丸如鸡头大，每服百余丸至二百丸，煎百沸汤送下，空心，宿食消尽服之，顿两足，令药易下行故也。如小便利，前阴中如刀刺痛，有恶物下，为效验。

清肺饮子　治渴而小便不利，邪热在上焦气分也。

茯苓去皮，二钱　猪苓去皮，三钱　泽泻五分　琥珀半钱　灯心一分　木通七分　通草二分　车前子二钱，炒　瞿麦五分　萹蓄七分

上为细末。每服五钱，水一盏半，煎至一盏，稍热服。或《局

---

① 苦：原作"辛"，据《兰室秘藏》卷下"小便淋闭门"改。
② 人：原作"通"，据《兰室秘藏》卷下"小便淋闭门"改。

方》中八正散，仲景五苓散，亦得用之。

导气除燥汤　治小便闭塞不通，乃血涩，致气不通而窍涩也。

知母细剉，酒制，二钱　黄柏酒制，四分　滑石炒黄色，为末，二钱　泽泻为末，三钱　茯苓去皮，二钱

上件和匀，每服秤半两，水三大盏，煎至一盏，去滓，稍热服，空心。如急闭，不计时候。

肾疸汤　治肾疸目黄，甚至浑身黄，小便赤涩。

升麻半两　羌活　防风　藁本　独活　柴胡已上各半钱

已上治肾疸目黄，浑身黄。

白术半钱　苍术一钱　猪苓四分　泽泻三分　茯苓二分

已上治小便赤涩。

葛根半钱　甘草三分　黄柏二分　人参三分　曲六分

上件剉如黄豆大，分作二服，每服水三盏，煎至一盏，去滓，稍热服，食前。

【点评】肺为水之上源，阳中之阴，肺属金，金生水，肺气清肃，则能司宣化水液功能，犹如秋气清肃，清露以降；肺气不清，不能宣化布司，水道不利，小便不通。茯苓、猪苓等味淡，阳中之阴，气之薄者，升而复降，清肃肺气，淡渗利水下行，故渴而小便不利，用淡渗气薄之品，利水下行，通利小便，如清肺饮子。

肾为水之下源，下焦血分有热，水枯血涩，小便热涩不通，应以大苦大寒之药，泻热坚阴，用知母、黄柏，如滋肾丸。另导气除燥汤既淡渗利水，又苦寒清热，滋阴利水。

东垣针对小便不利治疗思路大体有二：一淡渗利水，一苦寒坚阴利水，其中体现了法象思想。

肾疸为湿邪内郁，小便不利，肝胆疏泄失职所致。治当利湿退黄，以风药发散湿邪，使湿从外散，风药又能疏泄肝胆，促进

脾胃运化之机；同时以淡渗及苦寒之品利小便，使湿从内除。湿邪得除，则疸证自愈。

阴痿阴汗及臊臭门

阴痿阴汗及臊臭论

一富者前阴臊臭，又因连日饮酒，腹中不和，求先师治之。曰：前阴者，足厥阴肝之脉，络阴气，出其挺末。夫臭者，心之所主，散入五方为五臭，入肝为臊臭，此其一也。当于肝经中泻行间，是治其本；后于心经中泻少冲，乃治其标。如恶针，当用药除之。夫酒者，气味俱厚，能生里之湿热，是风湿热合于下焦为邪，故《经》云：下焦如渎。又云：在下者引而竭之。酒是湿热之水，亦宜决前阴以去之，是合下焦二法之治。

龙胆泻肝汤 治阴部时复湿痒及臊臭。

柴胡 泽泻_{各一钱} 车前子 木通_{各半钱} 生地黄 当归尾 草龙胆_{各三分}

柴胡入肝为引用；泽泻、车前子、木通，淡渗之味，利小便以降臊臭，是名在下者引而竭之；生地黄、草龙胆苦寒，泻酒湿热；更兼车前子之类，以彻肝中邪气；肝主血，以当归尾滋肝中血不足。

上件㕮咀如麻豆大，都作一服，水三大盏，煎至一盏，去滓，稍热，空心，宿食消尽服之，更以美膳压之。

清震汤 治溺黄，臊臭，淋漓，两丸如冰，阴汗浸及两股，阴头亦冷。正值十二月，天寒凛冽，霜雪交集，寒之极矣。

升麻_{半钱} 甘草_{炙，二分} 柴胡_{五分} 酒黄柏_{一钱} 苍术_{半钱} 藁本_{二分} 防风_{三分} 当归身_{二分} 红花_{一分} 猪苓_{三分} 羌活_{一钱} 麻黄根_{三分}

黄芩半钱　泽泻四分

上件㕮咀如麻豆大，都作一服，水二大盏，煎至一盏，去滓，临睡服。大忌酒、湿面。

正元汤　治两丸冷，前阴痿弱，阴汗如水，小便后有余滴，尻臀并前阴冷，恶寒而喜热，膝亦冷。

升麻　羌活一钱　柴胡一钱　炙甘草一钱半　草龙胆二钱　黄柏二钱泽泻一钱半　知母二钱

上件剉如麻豆大，都作一服，水三盏，煎至一盏，去滓，稍热，空心服之，以早饭压之。

柴胡胜湿汤　治两外肾冷，两髀枢阴汗，前阴痿，阴囊湿痒臊气。

生甘草二钱　柴胡一钱　酒黄柏二钱　当归尾一钱　红花少许　草龙胆　麻黄根　羌活　汉防己各一钱　五味子三个　升麻一钱半　泽泻一钱半　茯苓一钱

上件剉如麻豆大，都作一服，水三大盏，煎至一盏，去粗温服，食前。忌酒、湿面、房事。

椒粉散　治前阴两丸湿痒痛，秋冬甚，夏月减。

麻黄一钱　黑狗脊半钱　斑猫二个　肉桂二分　当归身三分　轻粉少许小椒三分　蛇床子半钱　猪苓三分　红花少许

上件为细末。干掺上，避风寒湿冷处坐卧。

补肝汤　治前阴如冰冷并阴汗，两脚痿软无力。

黄芪七分　人参三分　葛根三分　升麻四分　柴胡　羌活　当归身连翘　炒黄柏　泽泻　苍术　曲末　知母　防风各二分　炙甘草半钱陈皮二分　白茯苓三分　猪苓四分

上件剉如麻豆大，都作一服，水二盏，煎至一盏，去滓，稍热服，空心，食前。忌酒、湿面。

温肾汤　治面色痿黄，脚痿弱无力，阴汗，阴茎有夭色。

麻黄_{六分}　防风_{一钱半}　白术_{一钱}　泽泻_{二钱}　猪苓_{一钱}　白茯苓_{一钱}
升麻_{一钱}　柴胡_{六分}　酒黄柏_{一钱}　苍术_{一钱半}

上件分作二服，水二大盏，煎至一盏，去滓，稍热服，食前。天晴明服之，候一时辰方食。

丁香疝气丸　治脐下撮急疼痛，并脐已下周身皆急痛，小便频清，其五脉急，独肾脉①按之不急，皆虚无力，名曰肾疝。

当归　茴香_{各一钱}　甘草　木香_{各半钱}　全蝎_{三十个}　羌活_{三钱}　防己_{三分}　麻黄根节　玄胡_{各一钱}　丁香_{半钱}　肉桂_{一钱}　川乌头_{半钱}

上件为细末，酒煮面糊丸如鸡头仁大。每服五十丸，温酒送下，淡盐汤亦得，空心。

【点评】

1. 辨证立法

阴汗臊臭为下焦有湿，"风湿热合于下焦为邪"，其治当"在下者引而竭之"，去除下焦湿邪。但辨证有寒湿、湿热之不同，故立法用药而异。

若肝胆湿热，阴部湿痒臊臭，治宜清泄肝胆湿热，可用龙胆泻肝汤；

下焦寒湿，阴冷阴汗，东垣以风药胜湿，以健脾淡渗之药渗利湿邪；

肾虚阴痿，则温肾壮阳。

2. 常用药

清除下焦湿邪之法，东垣用风药胜湿、淡渗利水、健脾燥湿、清热利湿等法。用药如下：

疏风散湿风药，如羌活、防风、藁本、升麻等；

淡渗利湿药，如茯苓、泽泻、车前子、木通等；

---

① 脉：原脱，据《兰室秘藏》卷下"阴痿阴汗门"补。

燥湿健脾药，如苍术、白术；

清热利湿药，如草龙胆、黄柏(炒、酒)、蛇床子；

肾虚寒甚，用温肾药，如肉桂、小椒、黑狗脊；

下焦湿热，蕴毒生虫，故用杀虫止痒药，如蛇床子、轻粉、斑蝥等。

阴筋为肝经所过，故用活血入肝之药，如当归尾、红花；

柴胡乃引入肝经之药。

东垣试效方卷第九

杂方门

时毒治验

泰和二年，先师以进纳监济源税，时四月，民多疫疠，初觉憎①寒体重，次传头面肿盛，目不能开，上喘，咽喉不利，舌干口燥，俗云大头天行。亲戚不相访问，如染之，多不救。张县承侄亦得此病，至五六日，医以承气加蓝根下之，稍缓，翌日，其病如故，下之又缓，终莫能愈，渐至危笃。或曰李明之存心于医，可请治之。遂命诊视，具说其由。先师曰：夫身半已上，天之气也；身半已下，地之气也。此邪热客于心肺之间，上攻头目而为肿盛，以承气下之，泻胃中之实热，是诛伐无过，殊不知适其所至为故。遂处方：用黄芩、黄连味苦寒，泻心肺间热，以为君；橘红苦平，玄参苦寒，生甘草甘寒，泻火补气，以为臣；连翘、黍粘子、薄荷叶苦辛平，板蓝根味苦寒，马勃、白僵蚕味苦平，散肿消毒，定喘，以为佐；新升麻、柴胡苦平，行少阳、阳明二经不得伸；桔梗味辛温为舟楫，不令下行。共为细末，半用汤调，时时服之，半蜜为丸，噙化之，服尽良愈。因叹曰：往者不可追，来者犹可及。凡他所有病者，皆书方以贴之，全活甚众。时人皆曰：此方天人所制，遂刊于石，以传永久。

---

① 憎：原作"增"，据《医方类聚》卷二引《东垣试效方》改。

普济消毒饮子

黄芩　黄连各半两　人参三钱　橘红去白　玄参　生甘草各二钱　连翘　黍粘子　板蓝根　马勃各一钱　白僵蚕炒，七分　升麻七分　柴胡二钱　桔梗二钱

上件为细末，服饵如前法，或加防风、薄荷、川芎、当归身，㕮咀如麻豆大。每服秤五钱，水二盏，煎至一盏，去滓，稍热，时时服之。食后如大便硬，加酒煨大黄一钱或二钱以利之。肿势甚者，宜砭刺之。

【点评】大头天行，又名大头瘟，乃风热疫毒上壅肺卫，攻冲头面，其治在上在肺卫及气分，故医用承气类是治在下而无效。治当发散心肺之热毒，清宣在上之壅毒。

君：黄芩、黄连——清热泻火解毒，以除心肺间热；

臣：橘红、玄参、生甘草——泻火补气，消肿利咽；

佐：连翘、黍粘子、薄荷叶、板蓝根、马勃、白僵蚕——清热解毒，消肿利咽定喘；

柴胡、升麻为风药疏散热毒，且作为使药引入少阳、阳明之经。

使：桔梗开结利咽，为诸药之舟楫，引药上行。

此方清宣并用，为治大头瘟之名方，后世应用较多。

燃香病热

戊申春，节使赵君年几七旬，病身体热麻，股膝无力，饮食有汗，妄喜笑，善饥，痰涎不利，舌强难言，声嘎不鸣，求治于先师。诊得左寸脉洪大而有力，是邪热客于经络之中也。两臂外有数瘢，遂问其故，对以燃香所致。先师曰：君之病皆由此也。夫人之十二经，灌溉通身，终而复始。盖手之三阳，从手表上行于头，加之以火邪，阳并于阳，势甚炽焉，故邪热妄行，流散于周身而为热麻。《黄帝针

经》四卷《口问》第一：胃热则虫动，虫动则廉泉开，故涎下。热伤元气，而为沉重无力；饮食入胃，剽悍之气不循常度，故多汗；心火盛，则妄喜笑；脾胃热，则消谷善饥；肺金衰，则声嘎不鸣。仲景云：微数之脉，慎不可灸。焦骨伤筋，血难复也。君奉养以膏粱之味，无故而加以火燋之毒，热伤经络，而为此病明矣。《内经》云：热淫所胜，治以苦寒，佐以苦甘，以甘泻之，以酸收之。当以黄柏、知母之苦寒，为君，以泻火邪，壮筋骨，乃肾欲坚，急食苦以坚之；黄芪、生甘草之甘寒，泻热实表，五味子酸，止汗，补肺气之不足，以为臣；炙甘草、当归之甘辛，和血润燥，升麻、柴胡之苦平，行少阳、阳明二经，自地升天，以苦发之者也，以为佐。哎咀，同煎，取清汁服之，更缪刺四肢，以泻诸阳之本，行十二经相接而泻火邪。不旬日良愈，遂名其方**清神补气汤**。

苍术四钱　藁本二钱　升麻六钱　柴胡三钱　五味子一钱半　黄柏三钱
酒知母二钱　陈皮一钱半　黄芪三钱　生甘草二钱　当归二钱

上件剉如麻豆大，每服秤五钱，水五盏，煎至一盏，去滓，空心，候大小便，觉饥时服之，待少时，以美膳压之。

【点评】此病乃膏粱厚味，加以灸艾之热，致热壅内外。热散于周身，而为身体热麻；热蓄脾胃，则消谷善饥，食则出汗；心火盛，则妄喜笑；热盛耗气，则股膝无力；热伤肺气，则声嘎不鸣。

清神补气汤："热淫所胜，治以苦寒，佐以苦甘，以甘泻之，以酸收之"。

君：黄柏、知母，苦寒泻火坚阴益肾；

臣：黄芪、生甘草，甘寒益气泻火实表；五味子，酸敛耗散之肺气；

佐：炙甘草、当归，甘辛和血润燥；升麻、柴胡，苦平风药，发散郁火。

针刺泻火邪。

人之汗以天地之雨名之

《阴阳应象论》云：人之汗，以天地之雨名之。又云：湿盛则霖霆骤注。盖以真气以亏，胃中火盛，汗出不休，胃中真气已竭。若阴火亦衰，无汗皮燥，乃阴中之阳、阳中之阳俱衰，四时无汗，其形不久。湿衰燥旺，理之常也。其形不久者，秋气主杀。生气者，胃之谷气也，乃春少阳生化之气也。张耕夫己西闰二月尽，天寒阴雨，寒湿相杂，因官事饮食失节，劳役所伤，病解之后，汗出不止，沾濡数日，恶寒，重添厚衣，心胸间时烦热，头目昏愦，上壅，食少减。此乃胃中阴火炽盛，与外天雨之湿气、峻热两气相合，令湿热大作，汗出不休，兼见风邪以助东方甲乙。风药去其湿，以甘寒泻其热，**羌活胜湿汤**主之。

炙甘草三分　黄芪七分　生甘草五分　生黄芩　酒黄芩各三分　人参　羌活　防风　藁本　独活　细辛　蔓荆子　川芎各三分　升麻　柴胡各半钱　薄荷一分

上件都作一服，水二大盏，煎至一盏半，细辛以下入轻清四味，再上火，煎至一盏，去滓，热服之。一服而止，诸证悉去。

【点评】此症之汗，乃湿热内蕴，兼有风邪。其治以风药发散风湿，以甘寒泻热，以苦寒燥湿。

羌活胜湿汤：以辛散风药如羌活、防风、藁本、独活、细辛、蔓荆子、升麻、柴胡、薄荷，发散风湿以止汗；以甘寒之生甘草、薄荷，苦寒之生黄芩、酒黄芩，泻热除湿；以甘温之人参、黄芪，益气固表止汗。

偏枯二指

陕帅郭巨济，病偏枯，二指著足底不能伸，迎先师于京师治之。

至，则以长针刺委中，深至骨而不知痛，出血一二升，其色如墨，又且缪刺之。如是者六七次，服药三月，病良愈。

阴盛格阳

冯内翰叔献之侄拣童，年十六，病伤寒，目赤而烦渴，脉七八至。医以承气汤下之，已煮药，而先师适从外来，冯告之当用承气。先师切脉，大骇曰：几杀此儿！彼以诸数为热，诸迟为寒，今脉七八至，是热极也。殊不知《至真要大论》云：病有脉从而病反者，何也？岐伯曰：脉至而从，按之不鼓，诸阳皆然。此阴盛格阳于外，非热也。趣持姜附来，吾以热因寒用之法处治。药味就，而病者爪甲变清，顿服八两，汗寻出而愈。朝贤多为作诗纪之。泽人王子正云：天地生万物，惟人最为贵。摄养忽有亏，能无触邪气？卢扁不世出，夭枉迹相继。世道交相丧，适丁此凋弊。医学不师授，迷津罔攸济。《难》《素》何等物，纵有徒充笥。字画尚未知，矧肯究其义。顷年客京华，知医仅一二。镇阳陇西公，翘然出其类。折节易水张，提耳发其秘。窃尝侍谈尘，穷理到幽邃。吾友叔献兄，有侄破苤戍。头痛肌复热，呻吟声震地。目赤苦烦渴，脉息八九至。众以为可下，公独以为未。众皆以为难，公独以为易。姜附投半斤，骇汗浃人背。须臾烦渴止，百骸泰其否。健羡活人手，所见一何异。脉理造精微，起死特游戏。公难恶其名，名焉岂能避？喜为知者言，善诱不求利。我愿趋几筵，执经请从事。斋沐作此诗，聊以伸鄙意。

误服白虎汤变证

西台掾萧君瑞，二月中病伤寒发热，以白虎投之，病者面黑如墨，本证遂不复见，脉沉细，小便不禁。先师初不知也，及诊之曰：此立夏已前误服白虎。白虎大寒，非行经之药，止能寒脏腑，不善用之，则伤寒。本病隐曲于经络之间，或更投以大热之药，求以去阴邪，则他证必起，非所以救白虎也。可用温药之升阳行经者。难者云：白虎大寒，非大热何以救？君之治奈何？先师曰：病隐于经络间，阳不升则经不行，经行而本证见矣。本证见又何难焉？果如其言，愈。

脉风成厉

戊申岁正月，段库病厉风，满面连须极痒，眉毛已脱落，须用热水沃之稍缓，每昼夜须数次，或砭刺亦缓。先师曰：《风论》中，夫厉者荣卫热附①，其气不清，故使其鼻柱坏而色败，皮肤疡溃。风寒客于脉而不去，名曰厉风。治之者，当刺其肿上已，刺以锐针，刺其处，按出其恶气，肿尽乃止。常食如常食，勿食他食。如以药治之，当破血去热，升阳去痒泻荣逆，辛温散之，甘温升之，行阳明经，泻心火，补肺气，乃治之正也。

补气泻荣汤

升麻六分　连翘六分　苏木三分　当归　全蝎　黄连　地龙　黄芪已上各三分　生黄芩四分　甘草一钱半　人参二分　生地黄四分　桃仁三个桔梗半钱　麝香少许　胡桐泪一分　虻虫去翅、足，微炒，二个　水蛭炒令烟尽，两个

上件剉如麻豆大，除连翘另剉，胡桐泪②研，白豆蔻二分为细末，二味另放，麝香、虻虫、水蛭三味为细末另放外，都作一服，水二大盏，酒一匙，入连翘，煎至一盏六分，再入白豆蔻二味，并麝香等三味，再上火煎一二沸，去粗，稍热，早饭后、午饭前服。忌酒、湿面、生冷硬物。

---

① 附：《素问·风论》作"胕"。
② 胡桐泪：原作"梧桐泪"，据前文与《卫生宝鉴》卷九"补气泻荣汤"改。

生子不病胎瘤①

李和叔一日问先师曰：中年已来得一子，至一岁之后，身生红系瘤不救。后三四子，至一二岁，皆病瘤而死。何缘至此疾？师曰：予试思之。翌日，见和叔曰：吾得之。汝乃肾中伏火，精气中多有红系，以气相传，生子故有此疾，遇触而动，发于肌肉之间，俗名曰胎瘤是也。汝试观之。果如其言。遂以滋肾丸数服，以泻肾中火邪，补真阴之不足，忌酒辛热之物。其妻与六味地黄丸，以养阴血。受胎五月之后，以黄芩、白术二味作散，啖五七服，后生子，至三岁，前证不复作矣。李心中诚服曰：先生乃神医也。遂从而学之。其子今已年壮。

风寒伤形②

灵寿县董监军，癸卯年冬十二月间，大雪初霁，因事至真定。忽觉有风气暴至，候六脉俱弦甚，按之洪实有力。其证手挛急，大便秘涩不通，面赤面热。此风寒始至，加于身也。四肢者，脾也，以风寒之邪伤之，则搐急而挛痹，乃风淫末疾，而寒在外也。《内经》云寒则挛急，正谓此也。本人素饮酒，近日为觉风气不饮，内有实热，乘于肠胃之间，故大便闭涩，而面赤热。内则手、足阳明受邪，外则足太阴脾之经受风寒之邪。用桂枝、甘草炙，以却其寒邪，而缓其急搐；用黄柏之苦寒滑，以泻实而润燥，急救肾水；用升麻、葛根以升

---

① 生子不病胎瘤：原作"滞便针则邪毒不生子不病胎瘤"，语义不详，据本书目录及《医方类聚》卷二引《东垣试效方》改。下文原语义混乱，今据《医方类聚》卷二引《东垣试效方》。

② 风寒伤形：原作"之上出小疮不痛风寒伤形"，语义不详，据本书目录及《医方类聚》卷二引《东垣试效方》改。下文原语义混乱，今据《医方类聚》卷二引《东垣试效方》。

阳气，行手、足阳明之经，不令遏绝；更以桂枝辛热入手阳明之经，为引用，润燥；复以芍药、甘草，专补脾气，使不受风寒之邪，而退木邪，专益肺也；加人参以补元气，为之辅佐，当归身去里急，而润燥和血。名活血通经汤。

活血通经汤

升麻　葛根各一钱　桂枝二钱　当归身一钱　人参一钱　芍药半钱
炙甘草一钱　黄柏酒制，二钱

上件咬咀，都作一服，水二大盏，煎至一盏，去滓，稍热服。令暖房中近火，摩搓其手，一服而愈。

暑热伤风

商人杜彦达，五月间两手指麻木，四肢困倦，怠惰嗜卧，乃热伤元气也，以人参益气汤主之。

人参益气汤

黄芪八钱　生甘草半钱　甘草炙，二钱　人参半两　升麻二钱　白芍药三钱　五味子百四十个　柴胡二钱半

上件咬咀，分作四服，每服水二盏，煎至一盏，去滓，稍热服，食远，神效。

芍药补气汤　治皮肤间麻木，此肺气不行也。洁古老人立此方，神效。

黄芪一钱　白芍药一两半　橘皮不去白，一两　泽泻半两　甘草炙，一两
上件咬咀，每服秤半两，水二盏，煎至一盏，去滓温服。如肌肉麻木，必待泻营而愈。如湿热相合，肢体沉疼，当泻湿热。

导气汤　治两腿麻木，沉重。

黄芪八钱　甘草六钱　五味子一百二十个　升麻二钱　当归尾　泽泻各二钱　红花半钱　陈皮一钱　青皮四钱

上件㕮咀，分作四服，每服水三大盏，煎至一盏，去滓热服，食前。

茯苓燥湿汤 治六七月间，湿令大行，湿令行，子能令母实，热旺也。湿热大胜，必刑庚大肠。以天令言之，则清燥之气绝矣。古人之法，夏月热，以救热伤天真元气。燥金若受湿热之邪，是绝寒水生化之源，源绝则肾亏，痿厥之病大作，腰已下痿软，瘫痪不能动矣，何止行步不正，两足欹侧，更宿有湿热之证，当急救之。

黄芪一钱半　苍术一钱　白术半钱　橘皮半钱　人参三分　五味子九个　麦门冬　当归身　生地黄　曲末二分　泽泻半钱　白茯苓三分　猪苓二分　酒黄柏二分　柴胡一分　升麻三分　黄连一分　炙甘草一分

上件㕮咀，每服半两，水二盏半，煎至一盏，去滓，空心服。

阳盛拒阴

中书粘合公，年三十三岁，病脚膝痿弱，脐下、尻臀皆冷，阴汗臊臭，精滑不固，省医黄道宁主以鹿茸丸，十旬不减。至戊申春，具录前证，始求于先师。先师遂诊其脉，沉数而有力，乃曰：公饮醇酒以膏粱，滋火于内，逼阴于外，医见其证，盖不知阳强阴不能密，以致肤革冷而溢泄，以为内实有寒，投以热剂，欲泻其阴而补真阳，真所谓实实虚虚也。其不增剧者为幸矣，复何获效欤？即处以滋肾丸，大苦寒之剂制之以急，寒因热用，引入下焦，适其病所，泻命门相火之胜，再服而愈。公以厚礼，更求前药，先师固辞，竟以不受。或问曰：物不受，义也，药既大验，不复与，何也？曰：夫大寒、大热之药，非久服者，惟从权可也。今公之疾，相火炽盛，以乘阴位，故用此大寒之剂，以泻相火而助真阴，阴既复其位，则皮表之寒自消矣。《内经》云：阴平阳秘，精神乃治。如过用之，则故病未已，新病复起矣，此予之意也。

身体麻木

丁未年九月间，李正臣夫人病，诊得六脉俱中得弦洪缓相合，按之无力。弦在其上，是风热下陷入阴中，阳道不行。是证合目则浑身麻，昼减而夜甚，开目则麻木渐退，久则绝止，常开其目，此证不作。惧其麻木，不敢合眼，致不得眠。身体皆重，时有痰嗽，觉胸中常似有痰而不利，时有躁作，气短促而时喘，肌肤充盛，饮食、大小便如常，惟畏其麻木，不敢合眼为最苦。观其色脉，形病相应而不逆。《黄帝针经·寒热病》第三：阳盛瞋目而动轻，阴盛闭目而静重。又云：诸脉皆属于目。《针经》又云：开目则阳道行，阳气遍布周身；闭目则阳道闭而不行。如昼夜之分，知阳衰而阴旺也。且麻木为风，三尺之童皆以为然，校之有区别耳。久坐而起亦有麻木，谓如绳缚之人，释之觉麻作而不敢动，良久则自已。以此验之，非有风邪，乃气不行也。何可治风？惟补其肺中之气，则麻木自去矣。知经脉中阴火乘其阳分，火动于中为麻木也，当兼去其阴火。时痰嗽者，秋凉在外、在上而作也，当以温剂实其皮毛。身重脉缓者，湿气伏匿而作也，时见躁，当升阳助气益血，微泻阴火与湿，通行经脉，调其阴阳则已矣，非五脏六腑之本有邪也，补气升阳和中汤主之。

补气升阳和中汤

黄芪五钱　人参三钱　炙甘草四钱　陈皮　白术各二钱　白芍药三钱生甘草一钱，去肾热　草豆蔻一钱半，益阳道，退外寒　升麻一钱　酒制黄柏一钱，泻火除热①　佛耳草四钱　当归身二钱　白茯苓　泽泻　柴胡各一钱　苍术一钱半

上件㕮咀，每服秤三钱，水二大盏，煎至一盏，去滓温服，早饭后、午饭前分服而愈。

---

① 热：《兰室秘藏》卷中"妇人门"作"湿"。

十月二十日严霜作时，有一妇人病四肢无力，痿厥，湿热在下焦也。醋心者，浊气不降，欲为满也。合目麻木作者，阳道不行也。恶风寒者，上焦之分，皮肤中气不行也。开目不麻者，助阳道行，故阴寒之气少退也。头目眩晕，风气下陷于血分，不得伸越而作也。近火则有之。

冲和补气汤

羌活七分　独活三分　柴胡二分　人参一钱　甘草炙，半钱　白芍药三钱　黄芪二钱　白术一钱　苍术二钱　橘皮二钱　黄柏三分　黄连一分　泽泻一钱　猪苓一钱　曲二分　木香　草豆蔻各二分　麻黄不去节，二分　升麻半钱　当归身三分

上件分作二服，每服水二盏，煎至一盏，去滓，稍热服，食远，神效。

【点评】麻木责之气不行，阴火与湿邪内伏，气血运行不畅，治宜益气升阳，除其湿热，活血通脉。

二方立法制方之意大同，方制如下：

$$\left\{\begin{array}{l}\text{风药升阳——羌活、独活、柴胡、升麻等}\\\text{甘温益气补虚——人参、黄芪}\\\text{甘温健脾除湿——白术、苍术、草豆蔻}\\\text{甘淡利湿——白茯苓、泽泻}\\\text{苦寒除阴火，去湿热——黄柏、黄连、生甘草}\\\text{宣肺祛痰利气——橘皮、陈皮}\\\text{活血通脉——当归、白芍药}\end{array}\right.$$

暴挛痫眩

《黄帝针经》三卷《寒热病》第三云：暴挛痫眩，足不任身，取天柱穴。天柱穴，足太阳也。又云：癫痫瘛疭，不知所苦，两跷之下，男阳女阴。洁古老云：昼发灸阳跷，夜发灸阴跷，各二七壮。阳跷起于跟

中，循外踝上行，入风池。申脉穴是也。阴跷亦起于跟，循内踝上行至咽喉，交贯冲脉。照海穴是也。

升阳汤 治阳跷痫疾，足太阳寒，恐则气下行，宜升阳气。

羌活一两半 防风八钱 炙甘草半两 麻黄不去根节，八钱

上件剉如麻豆大，每服秤三钱，水五盏，煎至一盏，空心热服。

【点评】以风药升阳，疏风散邪。

疝瘕同法治验

丁香楝实丸 治男子七疝，痛不可忍，妇人瘕聚，带下，皆任脉所主，阴经也，乃肝肾受病，治法同归于一。

当归去芦，剉碎 附子炮裂，去皮脐，剉 川楝子剉 茴香炒

上件四味各一两，剉碎，以好酒三升同煎，酒尽为度，焙干作细末，每秤药味一两，再入下项药：

丁香五分 木香五分 全蝎十三个 玄胡五钱

上四味，同为细末，入在前项当归等药末秤，和匀，酒糊丸如桐子大。每服三十丸至百丸，温汤送下，空心。

凡疝气、带下，皆属于风，全蝎治风之圣药；茴香、川楝子皆入小肠经；当归、玄胡和血止血痛；疝气、带下，皆积寒邪于小肠之间，故以附子佐之，以丁香、木香引导也。韩提控病疝气，每发痛甚不可忍，则于榻两末分置其枕，往来伏之以受，如是者三年不已，服此药三剂，良愈。

方名索引